U0307741

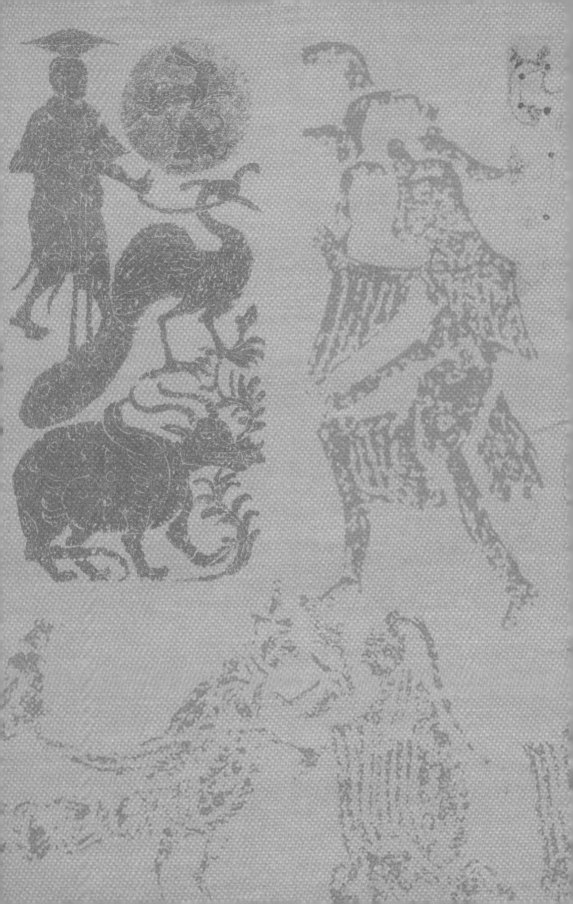

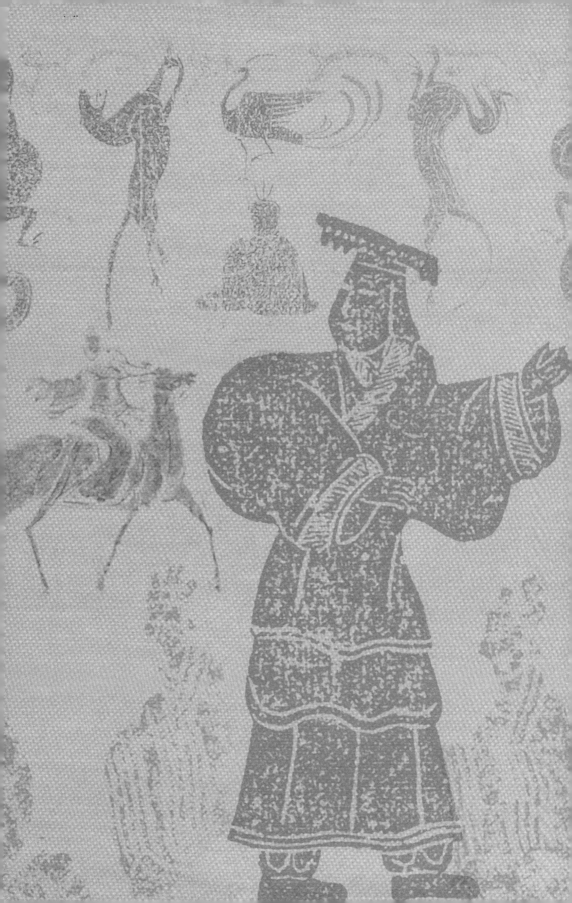

中国古医籍整理丛书

伤寒微旨论

宋·韩祗和　著

程磐基　校注

中国中医药出版社

·北京·

图书在版编目（CIP）数据

伤寒微旨论/（宋）韩祗和著；程磐基校注 . —北京：中国中医药出版社，2015.1（2020.11重印）
（中国古医籍整理丛书）
ISBN 978 – 7 –5132 – 2236 – 5

Ⅰ. ①伤… Ⅱ. ①韩…②程… Ⅲ. ①伤寒（中医）– 中国 – 宋代 Ⅳ. R①254.1

中国版本图书馆 CIP 数据核字（2014）第 293876 号

中 国 中 医 药 出 版 社 出 版
北京经济技术开发区科创十三街31号院二区8号楼
邮政编码 100176
传真 010 64405750
廊坊市祥丰印刷有限公司印刷
各地新华书店经销

*

开本 710×1000 1/16 印张 8.25 字数 45 千字
2015 年 1 月第 1 版 2020 年 11 月第 2 次印刷
书 号 ISBN 978 – 7 – 5132 – 2236 – 5

*

定价 25.00 元
网址 www.cptcm.com

国家中医药管理局
中医药古籍保护与利用能力建设项目
组织工作委员会

主 任 委 员 王国强

副 主 任 委 员 王志勇　李大宁

执 行 主 任 委 员 曹洪欣　苏钢强　王国辰　欧阳兵

执行副主任委员 李　昱　武　东　李秀明　张成博

委　　　　员

各省市项目组分管领导和主要专家

　　（山东省）武继彪　欧阳兵　张成博　贾青顺

　　（江苏省）吴勉华　周仲瑛　段金廒　胡　烈

　　（上海市）张怀琼　季　光　严世芸　段逸山

　　（福建省）阮诗玮　陈立典　李灿东　纪立金

　　（浙江省）徐伟伟　范永升　柴可群　盛增秀

　　（陕西省）黄立勋　呼　燕　魏少阳　苏荣彪

　　（河南省）夏祖昌　刘文第　韩新峰　许敬生

　　（辽宁省）杨关林　康廷国　石　岩　李德新

　　（四川省）杨殿兴　梁繁荣　余曙光　张　毅

各项目组负责人

　　王振国（山东省）　王旭东（江苏省）　张如青（上海市）

　　李灿东（福建省）　陈勇毅（浙江省）　焦振廉（陕西省）

　　蔡永敏（河南省）　鞠宝兆（辽宁省）　和中浚（四川省）

项目专家组

顾　问	马继兴　张灿玾　李经纬
组　长	余瀛鳌
成　员	李致忠　钱超尘　段逸山　严世芸　鲁兆麟
	郑金生　林端宜　欧阳兵　高文柱　柳长华
	王振国　王旭东　崔　蒙　严季澜　黄龙祥
	陈勇毅　张志清

项目办公室（组织工作委员会办公室）

主　任	王振国　王思成
副主任	王振宇　刘群峰　陈榕虎　杨振宁　朱毓梅
	刘更生　华中健
成　员	陈丽娜　邱　岳　王　庆　王　鹏　王春燕
	郭瑞华　宋咏梅　周　扬　范　磊　张永泰
	罗海鹰　王　爽　王　捷　贺晓路　熊智波
秘　书	张丰聪

前 言

中医药古籍是传承中华优秀文化的重要载体，也是中医学传承数千年的知识宝库，凝聚着中华民族特有的精神价值、思维方法、生命理论和医疗经验，不仅对于传承中医学术具有重要的历史价值，更是现代中医药科技创新和学术进步的源头和根基。保护和利用好中医药古籍，是弘扬中国优秀传统文化、传承中医学术的必由之路，事关中医药事业发展全局。

1949 年以来，在政府的大力支持和推动下，开展了系统的中医药古籍整理研究。1958 年，国务院科学规划委员会古籍整理出版规划小组在北京成立，负责指导全国的古籍整理出版工作。1982 年，国务院古籍整理出版规划小组召开全国古籍整理出版规划会议，制定了《古籍整理出版规划（1982—1990）》，卫生部先后下达了两批 200 余种中医古籍整理任务，掀起了中医古籍整理研究的新高潮，对中医文化与学术的弘扬、传承和发展，发挥了极其重要的作用，产生了不可估量的深远影响。

2007 年《国务院办公厅关于进一步加强古籍保护工作的意见》明确提出进一步加强古籍整理、出版和研究利用，以及

"保护为主、抢救第一、合理利用、加强管理"的方针。2009年《国务院关于扶持和促进中医药事业发展的若干意见》指出,要"开展中医药古籍普查登记,建立综合信息数据库和珍贵古籍名录,加强整理、出版、研究和利用"。《中医药创新发展规划纲要(2006—2020)》强调继承与创新并重,推动中医药传承与创新发展。

2003~2010年,国家财政多次立项支持中国中医科学院开展针对性中医药古籍抢救保护工作,在中国中医科学院图书馆设立全国唯一的行业古籍保护中心,影印抢救濒危珍本、孤本中医古籍1640余种;整理发布《中国中医古籍总目》;遴选351种孤本收入《中医古籍孤本大全》影印出版;开展了海外中医古籍目录调研和孤本回归工作,收集了11个国家和2个地区137个图书馆的240余种书目,基本摸清流失海外的中医古籍现状,确定国内失传的中医药古籍共有220种,复制出版海外所藏中医药古籍133种。2010年,国家财政部、国家中医药管理局设立"中医药古籍保护与利用能力建设项目",资助整理400余种中医药古籍,并着眼于加强中医药古籍保护和研究机构建设,培养中医古籍整理研究的后备人才,全面提高中医药古籍保护与利用能力。

在此,国家中医药管理局成立了中医药古籍保护和利用专家组和项目办公室,专家组负责项目指导、咨询、质量把关,项目办公室负责实施过程的统筹协调。专家组成员对古籍整理研究具有丰富的经验,有的专家从事古籍整理研究长达70余年,深知中医药古籍整理研究的重要性、艰巨性与复杂性,履行职责认真务实。专家组从书目确定、版本选择、点校、注释等各方面,为项目实施提供了强有力的专业指导。老一辈专家的学术水平和智慧，是项目成功的重要保证。项目承担单位山东中医药大学、南京中医药大学、上海中医药大学、福建中医药大学、浙江省中医药研究院、陕西省中医药研究院、河南省中医药研究院、辽宁中医药大学、成都中医药大学及所在省市中医药管理部门精心组织，充分发挥区域间互补协作的优势，并得到承担项目出版工作的中国中医药出版社大力配合，全面推进中医药古籍保护与利用网络体系的构建和人才队伍建设，使一批有志于中医学术传承与古籍整理工作的人才凝聚在一起，研究队伍日益壮大，研究水平不断提高。

本着"抢救、保护、发掘、利用"的理念，该项目重点选择近60年未曾出版的重要古医籍，综合考虑所选古籍的保护价值、学术价值和实用价值。400余种中医药古籍涵盖了医经、基础理论、诊法、伤寒金匮、温病、本草、方书、内科、外科、女科、儿科、伤科、眼科、咽喉口齿、针灸推拿、养生、医案医话医论、医史、临证综合等门类，跨越唐、宋、金元、明以迄清末。全部古籍均按照项目办公室组织完成的行业标准《中医古籍整理规范》及《中医药古籍整理细则》进行整理校注，绝大多数中医药古籍是第一次校注出版，一批孤本、稿本、抄本更是首次整理面世。对一些重要学术问题的研究成果，则集中收录于各书的"校注说明"或"校注后记"中。

"既出书又出人"是本项目追求的目标。近年来，中医药古籍整理工作形势严峻，老一辈逐渐退出，新一代普遍存在整理研究古籍的经验不足、专业思想不坚定等问题，使中医古籍整理面临人才流失严重、青黄不接的局面。通过本项目实施，搭建平台，完善机制，培养队伍，提升能力，经过近5年的建设，锻炼了一批优秀人才，老中青三代齐聚一堂，有效地稳定了研究队伍，为中医药古籍整理工作的开展和中医文化与学术的传承提供必备的知识和人才储备。

本项目的实施与《中国古医籍整理丛书》的出版，对于加强中医药古籍文献研究队伍建设、建立古籍研究平台，提高古籍整理水平均具有积极的推动作用，对弘扬我国优秀传统文化，推进中医药继承创新，进一步发挥中医药服务民众的养生保健与防病治病作用将产生深远影响。

第九届、第十届全国人大常委会副委员长许嘉璐先生，国家卫生计生委副主任、国家中医药管理局局长、中华中医药学会会长王国强先生，我国著名医史文献专家、中国中医科学院马继兴先生在百忙之中为丛书作序，我们深表敬意和感谢。

由于参与校注整理工作的人员较多，水平不一，诸多方面尚未臻完善，希望专家、读者不吝赐教。

国家中医药管理局中医药古籍保护与利用能力建设项目办公室
二〇一四年十二月

许 序

"中医"之名立，迄今不逾百年，所以冠以"中"字者，以别于"洋"与"西"也。慎思之，明辨之，斯名之出，无奈耳，或亦时人不甘泯没而特标其犹在之举也。

前此，祖传医术（今世方称为"学"）绵延数千载，救民无数；华夏屡遭时疫，皆仰之以度困厄。中华民族之未如印第安遭染殖民者所携疾病而族灭者，中医之功也。

医兴则国兴，国强则医强。百年运衰，岂但国土肢解，五千年文明亦不得全，非遭泯灭，即蒙冤扭曲。西方医学以其捷便速效，始则为传教之利器，继则以"科学"之冕畅行于中华。中医虽为内外所夹击，斥之为蒙昧，为伪医，然四亿同胞衣食不保，得获西医之益者甚寡，中医犹为人民之所赖。虽然，中国医学日益陵替，乃不可免，势使之然也。呜呼！覆巢之下安有完卵？

嗣后，国家新生，中医旋即得以重振，与西医并举，探寻结合之路。今也，中华诸多文化，自民俗、礼仪、工艺、戏曲、历史、文学，以至伦理、信仰，皆渐复起，中国医学之兴乃属必然。

迄今中医犹为国家医疗系统之辅，城市尤甚。何哉？盖一则西医赖声、光、电技术而于 20 世纪发展极速，中医则难见其进。二则国人惊羡西医之"立竿见影"，遂以为其事事胜于中医。然西医已自觉将入绝境：其若干医法正负效应相若，甚或负远逾于正；研究医理者，渐知人乃一整体，心、身非如中世纪所认定为二对立物，且人体亦非宇宙之中心，仅为其一小单位，与宇宙万象万物息息相关。认识至此，其已向中国医学之理念"靠拢"矣，虽彼未必知中国医学何如也。唯其不知中国医理何如，纯由其实践而有所悟，益以证中国之认识人体不为伪，亦不为玄虚。然国人知此趋向者，几人？

国医欲再现宋明清高峰，成国中主流医学，则一须继承，一须创新。继承则必深研原典，激清汰浊，复吸纳西医及我藏、蒙、维、回、苗、彝诸民族医术之精华；创新之道，在于今之科技，既用其器，亦参照其道，反思己之医理，审问之，笃行之，深化之，普及之，于普及中认知人体及环境古今之异，以建成当代国医理论。欲达于斯境，或需百年欤？予恐西医既已醒悟，若加力吸收中医精粹，促中医西医深度结合，形成 21 世纪之新医学，届时"制高点"将在何方？国人于此转折之机，能不忧虑而奋力乎？

予所谓深研之原典，非指一二习见之书、千古权威之作；就医界整体言之，所传所承自应为医籍之全部。盖后世名医所著，乃其秉诸前人所述，总结终生行医用药经验所得，自当已成今世、后世之要籍。

盛世修典，信然。盖典籍得修，方可言传言承。虽前此 50 余载已启医籍整理、出版之役，惜旋即中辍。阅 20 载再兴整理、出版之潮，世所罕见之要籍千余部陆续问世，洋洋大观。

今复有"中医药古籍保护与利用能力建设"之工程，集九省市专家，历经五载，董理出版自唐迄清医籍，都400余种，凡中医之基础医理、伤寒、温病及各科诊治、医案医话、推拿本草，俱涵盖之。

噫！璐既知此，能不胜其悦乎？汇集刻印医籍，自古有之，然孰与今世之盛且精也！自今而后，中国医家及患者，得览斯典，当于前人益敬而畏之矣。中华民族之屡经灾难而益蕃，乃至未来之永续，端赖之也，自今以往岂可不后出转精乎？典籍既蜂出矣，余则有望于来者。

谨序。

第九届、十届全国人大常委会副委员长

许嘉璐

二〇一四年冬

王 序

中医学是中华民族在长期生产生活实践中,在与疾病作斗争中逐步形成并不断丰富发展的医学科学,是中国古代科学的瑰宝,为中华民族的繁衍昌盛作出了巨大贡献,对世界文明进步产生了积极影响。时至今日,中医学作为我国医学的特色和重要医药卫生资源,与西医学相互补充、相互促进、协调发展,共同担负着维护和促进人民健康的任务,已成为我国医药卫生事业的重要特征和显著优势。

中医药古籍在存世的中华古籍中占有相当重要的比重,不仅是中医学术传承数千年最为重要的知识载体,也是中医为中华民族繁衍昌盛发挥重要作用的历史见证。中医药典籍不仅承载着中医的学术经验,而且蕴含着中华民族优秀的思想文化,凝聚着中华民族的聪明智慧,是祖先留给我们的宝贵物质财富和精神财富。加强对中医药古籍的保护与利用,既是中医学发展的需要,也是传承中华文化的迫切要求,更是历史赋予我们的责任。

2010 年,国家中医药管理局启动了中医药古籍保护与利用能力建设项目。这既是传承中医药的重要工程，也是弘扬优秀民族文化的重要举措，不仅能够全面推进中医药的有效继承和创新发展，为维护人民健康做出贡献，也能够彰显中华民族的璀璨文化，为实现中华民族伟大复兴的中国梦作出贡献。

相信这项工作一定能造福当今，嘉惠后世，福泽绵长。

国家卫生和计划生育委员会副主任

国家中医药管理局局长

中华中医药学会会长

王国施

二〇一四年十二月

马 序

新中国成立以来，党和国家高度重视中医药事业发展，重视古籍的保护、整理和研究工作。自 1958 年始，国务院先后成立了三届古籍整理出版规划小组，分别由齐燕铭、李一氓、匡亚明担任组长，主持制订了《整理和出版古籍十年规划（1962—1972）》《古籍整理出版规划（1982—1990）》《中国古籍整理出版十年规划和"八五"计划（1991—2000）》等，而第三次规划中医药古籍整理即纳入其中。1982 年 9 月，卫生部下发《1982—1990 年中医古籍整理出版规划》，1983 年 1 月，中医古籍整理出版办公室正式成立，保证了中医古籍整理出版规划的实施。2002 年 2 月，《国家古籍整理出版"十五"（2001—2005）重点规划》经新闻出版署和全国古籍整理出版规划领导小组批准，颁布实施。其后，又陆续制定了国家古籍整理出版"十一五"和"十二五"重点规划。国家财政多次立项支持中国中医科学院开展针对性中医药古籍抢救保护工作，文化部在中国中医科学院图书馆专门设立全国唯一的行业古籍保护中心，国家先后投入中医药古籍保护专项经费超过 3000 万元，影印抢救濒危珍、善、孤本中医古籍 1640 余种，开展了海外中医古籍目录调研和孤本回归工作。2010 年，国家财政部、国家中医药管理局安排国家公共卫生专项资金，设立了"中医药古籍保护与利用能力建设项目"，这是继 1982~1986 年第一批、第二批重要中医药古籍整理之后的又一次大规模古籍整理工程，重点整理新中国成立后未曾出版的重要古籍，目标是形成并普及规范的通行本、传世本。

为保证项目的顺利实施，项目组特别成立了专家组，承担咨询和技术指导，以及古籍出版之前的审定工作。专家组中的许多成员虽逾古稀之年，但老骥伏枥，孜孜不倦，不仅对项目进行宏观指导和质量把关，更重要的是通过古籍整理，以老带新，言传身教，培养一批中医药古籍整理研究的后备人才，促进了中医药古籍保护和研究机构建设，全面提升了我国中医药古籍保护与利用能力。

作为项目组顾问之一，我深感中医药古籍保护、抢救与整理工作的重要性和紧迫性，也深知传承中医药古籍整理经验任重而道远。令人欣慰的是，在项目实施过程中，我看到了老中青三代的紧密衔接，看到了大家的坚持和努力，看到了年轻一代的成长。相信中医药古籍整理工作的将来会越来越好，中医药学的发展会越来越好。

欣喜之余，以是为序。

中国中医科学院研究员

马继兴

二〇一四年十二月

校注说明

　　《伤寒微旨论》是北宋医家韩祗和撰著的外感热病专著。本书在继承张仲景《伤寒论》学术思想基础上结合北宋临床实际情况进行阐发。本书丰富了中医外感热病理论与实践，开宋代研究《伤寒论》之先河，对后世产生了很大影响。

一、作者生平与成书年代

　　韩祗和，北宋人，《宋史》无传。陈振孙《直斋书录解题》称本书"不著作者，序言元祐丙寅，必当时名医也，其书颇有发明"。《四库全书·伤寒微旨论·提要》称："祗和实北宋名医，以伤寒为专门者。特《宋史·方技传》不载，其履贯遂不可考耳。"（祗当作祗，见校注后记）《伤寒微旨论》正文中多次出现其行医区域，主要有"怀卫二郡""邢磁二郡""洺阳"等，相当于今河南、河北省所属的区域。据上可知韩祗和当是北宋医家，主要生活于今河南、河北一带。其成书年代据序言"元祐丙寅"，当为宋哲宗赵煦元祐元年，即公元1086年。

二、内容与学术思想

　　《伤寒微旨论》上下两卷，共15篇。上卷为《伤寒源篇》《伤寒平脉篇》《辨脉篇》《阴阳盛虚篇》《治病随证加减药篇》《用药逆篇》《可汗篇》《可下篇》。下卷为《总汗下篇》《辨汗下药力轻重篇》《温中篇》《小便大便篇》《畜血证篇》《阴黄证篇》《劳复证篇》等。载方39首。本次整理新增《戒桂枝汤篇》《辨桂枝葛根麻黄汤篇》，较四库全书本《伤寒微旨论》增加2篇。

　　本书是一本阐发仲景学术思想的专著，以《黄帝内经》等有关理论，对外感热病病机、伤寒传经学说、平脉辨证、汗下温三法、外感热病因时治疗、阴黄证治、蓄血证治等进行了论述，勇于创新，发仲景未尽之意，强调临床实践，丰富了外感热病的理论与临床，开宋代研究《伤寒论》之风气，对后世产生了很大影响。《四库全书·提要》赞称本书"推阐张机之旨而能变通其间"。

三、底本与校本

本书又名《伤寒微旨》，元代王好古《阴证略例》《医垒元戎》，王履《医经溯洄集》，明代楼英《医学纲目》，王肯堂《伤寒证治准绳》与《永乐大典》等曾有摘录与论述，但在流传过程中散佚。今本《伤寒微旨论》是由清代《四库全书》整理者于乾隆四十六年（1781）从《永乐大典》辑复而成，为今人学习研究留下了宝贵资料。

本次整理以清乾隆四十六年（1781）《（景印）文渊阁四库全书·伤寒微旨论》抄本为底本（简称"四库本"，本次整理依据北京大学图书馆编印、中医古籍出版社 1986 年版影印本），书首有整理者《提要》、目录。上下两卷，从《伤寒源篇》至《劳复证篇》，共 15 篇，载方 39 首。书末有韩祗和《后序》。

由于该本是据《永乐大典》辑录而成，受当时条件限制只辑录了 15 篇，没有反映原书的全部内容。本次整理增加了从《永乐大典》中新辑得的《戒桂枝汤篇》《辨桂枝葛根麻黄汤篇》两篇内容，作为附录排在书末。所据版本是明嘉靖（1522—1566）《永乐大典》钞本、仿钞本（本次整理依据中华书局 1986年影印版）。

本次校勘所用的主校本、参校本如下：

清嘉庆十三年（1808）江苏常熟藏书家张海鹏据《四库全书》刊刻的《墨海金壶·伤寒微旨论》。本书是继《四库全书·

伤寒微旨论》后至今尚存世的最早刊刻的《伤寒微旨论》。书首有《四库全书》整理者《提要》，从《伤寒源篇》至《劳复证篇》共 15 篇，载方 39 首。无目录，无韩祗和《后序》。每半页 11 行，每行 23 字。简称"墨本"。

清道光二十四年（1844）上海金山藏书家钱熙祚据《墨海金壶》复刻的《珠丛别录·伤寒微旨论》。内容、体例与《墨海金壶·伤寒微旨论》基本相同，只是个别文字有差异，共 15 篇，载方 39 首。无目录，无韩祗和《后序》。每半页 11 行，每行 23 字。简称"珠本"。

清咸丰四年（1854）浙江新昌藏书家庄肇麟据《四库全书》刊刻的《长恩书室丛书·伤寒微旨论》。书首序言记载本书据《四库全书·伤寒微旨论》刊刻，从《伤寒源篇》至《劳复证篇》，共 15 篇，载方 39 首。有目录，无韩祗和《后序》。简称"长本"。

王好古《阴证略例》《医垒元戎》收载了《伤寒微旨论》的《可汗篇》《温中篇》等内容，并有王好古注文。而这些注文也见于《四库全书·伤寒微旨论》《墨海金壶·伤寒微旨论》《珠丛别录·伤寒微旨论》《长恩书室丛书·伤寒微旨论》，故可推测《可汗篇》《温中篇》当辑自《阴证略例》。楼英《医学纲目》、王肯堂《伤寒证治准绳》也收载有《可汗篇》《温中篇》等内容。上述四书一起作为参校本。所用版本如下：

王好古《阴证略例》，清光绪五年（1879）《十万卷楼丛书》本。王好古《医垒元戎》，明嘉靖二十二年（1543）版。楼英《医学纲目》，明嘉靖四十四年（1565）版。王肯堂《伤寒证治准绳》，上海科学技术出版社 1959 年据上海图书馆藏万历初刻善本缩影本。

四、校注体例与原则

整理原则说明如下：

1. 本次校注整理，为方便阅读，改竖排为横排，字亦改为简体，加以规范的现代汉语标点。

2. 改横排后，原书中"右""左"表示前后文者，径改为"上""下"。

3. 凡底本与校本不同而底本又不误的，采取了以下处理方法。凡校本的字词有较大校勘价值的，加以收录写出校语。方剂中药物剂量底本与校本不同的，均出校记。

4. 底本与校本互异，能确认底本讹误者，改为正字，出校记说明。

5. 底本与校本互异，难定其正误者，保留原文，出校记说明。

6. 底本与校本一致，而文义疑有讹、脱、衍、倒之属，又缺乏依据未能遽定者，保留原文不作改动，出校存疑。

7. 底本与校本虚词互异，如无关宏旨者，保持原文，不出校记。如属于底本错讹，且影响文义者，则校改并出校说明。

8. 关于通假字的处理，底本中使用原有其字的通假字，校本（或参校资料）使用本字者，出异文校记，说明通假关系，并征引训诂书证或文献书证进行注释，先校后注解，校注结合。

9. 底本中的异体字、俗写字，统一以现代规范字律齐，不出校记。如"悮"改为"误"，"疎"改为"疏"等。

10. 注释方面，对原文中难字、僻字注出字音。对费解的字及词作了注释。并对部分人名、药物、典故等作了注释。

11. 引文一般注明出处，凡属引用原文，用"语见"表明；凡属引用大意，用"语本"表明；凡出处与原书不符，用"语出”表明。

12. 原书卷上、卷下开首有"钦定四库全书""宋韩祗和撰"等字样，本次一并删去，不出校记。

书末附有不见于今本《伤寒微旨论》的部分佚文，供读者学习研究。

提 要

伤寒微旨论二卷　医家类

臣等谨案：《伤寒微旨》二卷，宋韩祗①和撰。是书《宋史·艺文志》不载，陈振孙《书录解题》载有其名，亦不著作者名氏。但据序题元祐丙寅②，知其为哲宗时人而已。今检《永乐大典》各卷内此书散见颇多，每条悉标韩祗和之名。而元戴良③《九灵山房集》亦称自汉张机著《伤寒论》，晋王叔和，宋成无己、庞安常、朱肱、许叔微、韩祗和、王宾④之流，皆互有阐发。其间祗和姓名与《永乐大典》相合，是祗和实北宋名医，以伤寒为专门者。特《宋史·方技传》不载其履贯，遂不可考耳。书凡十五篇，间附方论。大抵皆推阐张机之旨而能变通于其间。其《可下篇》不立汤液，惟以早下为大戒，盖为气质羸弱者言。然当以脉证相参，知其邪入阳明与否，以分汗下，不宜矫枉过直，竟废古方。至如《辨脉篇》据《伤寒例》桂枝

---

① 祗（zhī只）：原作祗（qí其），疑为形误。本书《后序》作"祗"，据改。下同。

② 元祐丙寅：公元1086年。元祐，宋哲宗赵煦的第一个年号（1086—1094）。元祐丙寅为元祐元年。

③ 戴良：元代著名诗人（1317—1383）。字叔能，号九灵山人。浦江建溪（今浙江省诸暨市）人。曾任淮南江北等处行中书省儒学提举。著有《春秋经传考》《和陶诗》《九灵山房集》等。《明史》有传。

④ 王宾：疑为宋代医家王实之误（繁体"實"误为"賓"）。陶华《明理续论·序》称："王实《证治》"，"有功于仲景"。王实，字仲弓。官至信阳（今河南省信阳市）太守。著有《伤寒证治》三卷、《局方续添伤寒证治》一卷等，均佚。

下咽，阳盛乃毙，承气入胃，阴盛乃亡之义，以攻杨氏①之谬误。《可汗篇》分阴盛阳虚、阳盛阴虚、阴阳俱盛三门，则俱能师张氏而神明其意矣。又如《汗下温三法》分按时候辰刻②而参之脉理病情，乃因张机正伤寒之法而通之于春夏伤寒，更通之于冬月伤寒，亦颇能察微知著。又如以阳黄归之过下亡津，则于《金匮》发阳、发阴之论研析精微，不特伤寒之黄切中窾要③，即杂病之黄亦可以例推矣。其书向④惟王好古《阴证略例》，中间引其文而原本久佚。今采掇荟粹⑤，复成完帙，谨依原目，厘为上下二卷。陈振孙所称之原序，则《永乐大典》不载，无从采补，殆编纂之时旧本已阙钦。乾隆四十六年九月恭校上。

总纂官　臣纪昀、臣陆锡熊、臣孙士毅
总校官　臣陆费墀

---

①　杨氏：当是唐初医家杨玄操，约生活于公元七世纪，曾任歙州（今安徽省黄山市歙县）县尉。对吕广所注《难经》再予注释，别为音义，以明其旨。曾著《黄帝八十一难经注》，佚，内容大都存于《难经集注》中。又撰《黄帝明堂经》，现存残本。另有《素问释音》《明堂音义》《本草注音》等，均佚。

②　时候辰刻：季节时刻。时候，季节，节候。辰刻，时刻。

③　窾（kuǎn 款）要：关键；要害。窾，同"窾"。

④　向：往昔。

⑤　荟粹（zuì 最）：汇集。

目 录

卷　上

伤寒源篇

夫伤寒之病，医者多不审察病之本源，但只云病伤寒，即不知其始阳气内郁结而后成热病矣。自冬至之后一阳渐生，阳气微弱，犹未能上行，《易》"潜龙勿用①"是也。至小寒之后，立春以前，寒毒杀厉之气大行，时中于人则传在脏腑。其内伏之阳被寒毒所折，深浃②于骨髓之间，应时③不得宣畅。所感寒气浅者，至春之时伏阳早得发泄则其病轻，名曰温病。感寒气重者，至夏至之后真阴渐发，其伏阳不得停留，或遇风寒，或因饮食沐浴所伤，其骨髓间郁结者阳气为外邪所引，方得发泄。伏阳既出肌肤，而遇天气炎热，两热相干即病证多变，名曰热病。按《素问·生气通天论》云："冬伤于寒。"注云："冬寒且凝，春阳气发，寒不为释，阳怫于中，寒怫相持，故病温。"④

---

① 潜龙勿用：语见《易·乾》。喻事物在发展之初，虽势头较好，但尚弱小，应该小心谨慎，不可轻动。此处指阳气渐生，但尚微弱。

② 深浃（jiā 佳）：深入。

③ 应时：合于时令。

④ 冬寒且凝……故病温：语见《素问·生气通天论》王冰注文。本篇"注云"均为王冰注。

《热论》云："人之伤于寒也则病热。"注云："寒毒薄①于肌肤，阳气不得散发而内怫结，故伤寒者，反为热病②也。"以此证之，即伤寒之病本于内伏之阳为患也。

《伤寒受足经篇》云③：人身有十二经络分布上下，故手有三阳三阴，足有三阳三阴，手三阳者，太阳小肠也，阳明大肠也，少阳三焦也；三阴者，太阴肺也，少阴心也，厥阴心包络也。足三阳者，太阳膀胱也，阳明胃也，少阳胆也；三阴者，太阴脾也，少阴肾也，厥阴肝也。今伤寒之为病，只受于三阳三阴者何也？《热论》云："一日巨阳受之，头项痛，腰脊强。二日阳明受之，阳明主肉，故身热，目疼而鼻干，不得卧。三日少阳受之，少阳主胆，故胸胁痛而耳聋。四日太阴受之，故腹满而咽干。五日少阴受之，故口燥，舌干而渴。六日厥阴受之，故烦满囊缩。"④今《经》中论其伤寒病所传受，而不传于手之三阳三阴，古今未见其说焉。且人之生也，禀天地阴阳气，身半以上同天之阳，身半以下同地之阴。或四时有不常之气，阳邪为病则伤于手经也，阴邪为病则伤于足经

---

① 薄：通"迫"。《楚辞·屈原·涉江》："腥臊并御，芳不得薄兮。"

② 热病：《素问·热论》作"病热"。

③ 伤寒受足经篇：疑本篇为《伤寒微旨论》原文，辑录者误作引文。盖本篇内容不见于韩氏以前之古医籍，通篇论述伤寒传足经不传手经，当是韩氏首创。考《永乐大典》引文体例，往往在书名后加"云"字，如"庞安时《伤寒总病论》云"等。本篇"云"字当是辑录者所加。

④ 一日巨阳……故烦满囊缩：本段文字省略了经脉循行部位、治法等内容。

也。故冬毒之气则中于足经矣。《易》云"水流湿，火就燥"① 是也。《太阴阳明论》："阳受风气，阴受湿气。"注云："同气相求尔。"又曰："伤于风者，上先受之，伤于湿者，下先受之。"注云："阳气炎上，故受风；阴气润下，故受湿。盖同气相合尔。"《至真要大论》云："身半以上，其气三天之分也，天气主之。身半以下，其气三地之分也，地气主之。"注云："当阴之分，冷病归之，当阳之分，热病归之。"《脉要精微论》云："故中恶风，阳气受之也。"以此为证，即寒毒之气只受于足之三阳三阴明矣。

伤寒平脉篇②

夫伤寒既禀于冬，得春夏之气则欲发泄。而又因饮冷嗜欲则触起，因冲③风雨则迫动，因他人病所著则外邪煦④出内邪。既病之后变动不常，未见于证先形于脉。脉者，人之权衡。浮数而软，命之曰伤风；浮数而硬，命之曰伤寒。伤寒之脉，阳毒则头大尾小，阴毒则头小尾大。头者，寸也；尾者，尺也。寸有余则为阳毒，尺有余则为阴

---

① 水流湿火就燥：语见《易·乾》。谓水向湿处流，火往干处烧。同气相求之意。

② 篇：原作"法"，本书目录及墨本、珠本、长本均作"篇"。据改。

③ 冲：冒。

④ 煦（xǔ许）：通"煦"，蒸。《说文》："煦，蒸也。"珠本作"煦"。

毒，三部皆有余，乍大乍小为往来未定。阳毒盛则解①，阴毒盛则温②，阴阳皆盛则平③，阴阳皆弱则扶④，阴阳未定则待，既久不定，然后观证。治伤寒以脉为先，以证为后。浮者按之便得，数者一息六至以上，硬者有力。凡有吐泻当以脉候，关前脉大，关后脉小，或六脉俱大，虽吐泻大热之证，不得便以为热。关前脉小，关后脉大，或六脉俱微，虽秘结大寒之证，不可便以为寒。《经》云："关前为阳，关后为阴。"⑤

辨 脉 篇

夫辨伤寒病之脉不出于数种：曰浮、曰沉、曰数、曰迟、曰阴、曰阳。先识此等六脉，然后辨盛虚，审大小，察紧缓，为治病之急务。今之医流，治伤寒病只凭脉浮为阳，脉沉为阴。全不明脉尺寸有阴阳虚盛之理，为可汗下与不可汗下之规，往往变伤寒为坏病⑥焉。

浮脉者，非谓举之有余及按之三四菽重得之也。脉有三部：有上部，有中部，有下部。凡脉在上部者皆名浮也。于伤寒病即不然，但病人两手脉见之于皮外，指到不

① 解：祛除。此指祛除阳毒病邪。
② 温：此指温法。
③ 平：平和。此为使动用法，使之平，使其平和。
④ 扶：挽扶。此指帮助、补益。
⑤ 关前为阳关后为阴：语见《脉经·辨脉阴阳大法》。
⑥ 坏病：误治后证情复杂难治的变证。

及按便得者乃是浮也。若病在表，脉浮不得便以浮为阳，浮中亦有阳亦有阴也。盖三阴病在表，脉亦浮也。故有可汗者，有不可汗者。

沉脉者，非谓深取而得之也。若在中部上见即为沉矣。但两手脉按之至皮下得者乃是沉也。伤寒病在里，三部脉沉，不得便以沉脉为阴，沉中亦有阳亦有阴也。假令三阳病在里，脉亦沉也。故有可下者，有不可下者。

数脉者，一息六七至是也。病人脉或浮或沉，若阴阳气停①，脉虽及六七至，只是邪气传受，不宜妄投药也。若脉及七至已②上，按之有力，即可投药解之，此阴气弱阳气胜也。

迟脉者，一息四至下三至上是也。病人脉或浮或沉，不以大小缓急，但见脉迟便可投药和之。此是阳气弱阴气胜也。前数脉不投药者，盖数脉与阳病相应，何药之有？今迟脉投药者，乃是遏阴气而归于阳也。

阳脉者，非谓脉浮为阳也。病人两手脉或浮或沉，皆以寸口为阳也。若以在表为阳，古人何以不云病在阳而云病在表也？《平人气象论》曰："寸者，阳分位也。"③《脉经》曰"从关至鱼际是寸口内，阳之所治也。"又曰："关前为阳"也。

卷
上

五

① 停：停当，妥贴。引申为正常。本篇"停"同。
② 已：通"以"。《三国志·吴志·吴主传》："自丞相雍已下皆谏。"
③ 寸者阳分位也：语见《素问·平人气象论》王冰注文。

阴脉者，非谓脉沉为阴也。病人两手脉或浮或沉，皆以尺中为阴也。若以在里为阴，古人何以不云病在阴而云病在里也？《平人气象论》曰："尺者，阴分位也。"《脉经》曰："从关至尺是尺内，阴之所治也。"又曰"关后为阴"也。

盛脉者，非谓牢、实、洪、滑也，是阴阳气偏胜之名也。病人脉或浮或沉，不以大小缓紧。若寸口力大，名曰阳盛。尺中力大，名曰阴盛也。

虚脉者，非谓软、微、濡、弱也，是阴阳气不足之名也。病人脉或浮或沉，不以大小缓紧。若寸口力小，名曰阳虚。尺中力小，名曰阴虚也。

大脉者，按之指下似洪而极大也。病人脉三部力停，或在表，或在里，按之虽大，若不发热，冒闷①及口燥，咽干，谵语者，此是无表里证②，不可妄治之。治之即邪毒相攻为坏病矣。

细脉者，比常脉小也。非微细之细也。若病人两手三部脉力停，或在表，或在里，其脉按之小或无力，虽阴脉先见而证未见，便可少投温药和之。何者？盖欲消阴气归于阳也。

紧脉者，寒也。按之指下如绳动而无常是也。病人三部脉停，或浮而紧，表伤寒也。或沉而紧，胃中寒也。若

① 冒闷：昏冒满闷。
② 无表里证：偏义复词，此指无表证。

不恶寒，不自汗，不胸满，不腹痛，勿妄治之。此是伤于寒气而传受也。

缓脉者，风也。按之指下软，差^①駃疾^②于迟是也。病人三部脉力停，或浮而缓，表伤风也。或沉而缓，亦胃中寒也。若不恶风，不自汗，不呕逆，不腹满，亦勿妄治之。亦是伤于风而传受也。

前辨脉之法，乃是病人始得病三四日以前，未经服汗下吐药，即依前脉调理，免成坏病。若病人服汗下吐药太过，变见别脉及有坏病证，悉具仲景伤寒之论也。

阴阳盛虚篇

凡治伤寒病，先辨脉之浮沉，次于浮沉中察寸尺之虚盛。何谓虚盛？病人两手三部脉或浮或沉，关前寸脉小，关后尺脉大，曰阳虚阴盛。关前寸脉大，关后尺脉小，曰阳盛阴虚。今之医者则不然，皆云：脉浮为阳，岂可更言阴？脉沉为阴，岂可更言阳？执此偏见，枉陷病人至于不救。《难经》云，《五十八难》曰："伤寒有汗出而愈，下之而死者。有汗出而死，下之而愈者。何也？夫阳虚阴盛，汗出而愈，下之即死。阳盛阴虚，汗出而死，下之即愈。"杨氏曰："此说反倒，于义不通，不可依用。若反此行之，

---

① 差（chā 插）：略微；比较。
② 駃（kuài 快）疾：迅速。

大为顺耳。"① 杨氏即据《脉经·辨脉阴阳大法》云:"脉有阳盛阴虚,阴盛阳虚,何谓也? 曰:浮之损小,沉之实大,故曰阴盛阳虚。沉之损小,浮之实大,故曰阳盛阴虚。是阴阳虚实之意也。"② 注云:"阳脉见寸口浮而实大,今轻手浮③之,更损减而小,故言阳虚。重手按之,反更实大而沉,故言阴实也。"杨氏曲执此二端为治伤寒病汗下之法。况《脉经》中立此《辨脉阴阳大法》,盖总言杂病脉浮之损小,沉之实大,沉之损小,浮之实大,为阴阳虚盛之说,非为伤寒病立言也。伤寒病脉浮,当以关前为阳,关后为阴。脉沉亦以关前为阳,关后为阴也。假令三部脉浮,有可汗者,有不可汗者。若寸脉短小,尺脉实大,名曰阴盛阳虚。乃可汗之,汗之即愈。若寸脉实大,尺脉短小,名曰阳盛阴虚。不可汗之,汗之即死。三部脉沉,有可下者,有不可下者。若寸脉实大,尺脉短小,名曰阳盛阴虚。乃可下之,下之即愈。若寸脉短小,尺脉实大,亦曰阴盛阳虚。不可下之,下之即死。今杨氏执《难经》正文为汗下之误,及言文意反倒,不可依用。由其不通《难经》中阴阳二字,乃是三部脉浮沉中,寸为阳,尺为阴。非谓三部脉浮为阳,沉为阴也。使后人妄凭注中之说误投汗下药,以害人命,皆杨氏为万世之罪魁也。盖杨

---

① 此说反倒……大为顺耳:语见《难经集注·五十八难》杨玄操注文。
② 脉有阳盛阴虚……虚实之意也:《脉经》此文源于《难经·六难》。
③ 浮:墨本、珠本、长本作"按"。

氏殊不达圣贤之意，自擅己能，谬传于世故也。且仲景《伤寒例》曰："桂枝下咽，阳盛则毙。承气入胃，阴盛乃亡。"假令脉浮为阳，合投桂枝汤。仲景何言阳盛则毙？盖谓三部脉浮，寸脉力大，关尺脉力小为阳盛。若投桂枝汤，足以助阳为毒，是病人必死矣。假令脉沉为阴，合投承气汤。仲景何言阴盛则亡？盖谓三部脉沉，寸脉力小，关尺脉力大为阴盛。若投承气汤，足以助阴为毒，是病人必亡矣。此仲景汗下之戒，正与《难经》阴阳虚盛文意同也。则杨氏之失明矣。病在表，脉浮，寸脉力小于关尺，此为阳虚阴盛。虽三日以后至四五日，亦可投发表药。若寸脉力大于关尺，此为阳盛阴虚。虽未满三日，亦不可投发表药。投之则助阳为逆。病人三日以后病犹在表，脉浮三部齐等①，尚不可投汗药，况寸脉力大于关尺耶。病在里脉沉，寸脉力大于关尺，此为阳盛阴虚。虽四日后，亦可下之。若四日以前虽有此脉，未投下药，亦不为晚。若寸脉力小于关尺，此为阳虚阴盛。虽四日至六七日以后，亦不可投下药。下之则助阴为逆。病人四五日以后病传在里，脉沉三部等齐，尚不可投下药，况寸脉力小于关尺耶。

---

① 齐等：平等。下文"等齐"同。

治病随证加减药篇

夫病证变坏急速者，无出于伤寒。古人以伤寒为卒病①也。古今治伤寒无出于仲景方，仲景尚随证加减药味，量病而投之。《伤寒论》辨太阳证小青龙汤方内：若渴，去半夏，加栝楼根；若微利，小便不利，少腹满，去麻黄，加茯苓；若喘，去麻黄，加杏仁。又伤寒五六日中风，往来寒热者，小柴胡汤方内：若胸中烦而不呕，去半夏、人参，加栝楼根；若腹中痛，去黄芩，加芍药；胁下硬，去枣，加牡蛎；若心下悸，小便不利，去黄芩，加茯苓；若不渴，外有微热者，去人参，加桂枝；若咳，去人参、姜、枣，加五味子、干姜。又伤寒八九日，风湿相搏，桂枝附子汤方内：若其人大便硬，小便自利，去桂枝，加术少许。又少阴伤寒病，二三日不已，真武汤方内：若咳，加五味、细辛、干姜；若小便利，去茯苓；若下利，去芍药，加干姜；若呕，去附子，加生姜。又霍乱，理中圆②方内：若脐上筑者，肾气动也，去术，加桂；吐多，去术，加生姜；下利多，还用术；悸者，加茯苓；渴欲得水者，加术；腹中痛，加人参；寒者，加干姜；腹满，去术，加附子。今据此五方中加减药味之法，乃是前贤训诲人之深意也。今之医者，见古方中有加减意，即依方用

① 卒（cù促）病：急病。卒：仓促，急速。
② 圆：当是"丸"。避宋钦宗赵桓之讳所致。

之。若方中无加减意，不能更张毫厘，所谓胶柱[①]也。况《素问》有《异法方宜论》，岂是执一端而治病也。假令杂病方可用，治伤寒病者亦可投之，岂须待《伤寒论》中有法也。况古人之心，文笔不能尽言者多矣。

用药逆篇

病人若因服下药太过，两手脉沉细数，肢体逆冷，烦躁而渴者，乃是阳气下陷入丹田，阴气厥逆，满[②]上二焦，故令人躁，此名阴躁也。医者见病人烦躁，又不询其端由，亦不详其脉理，便用凉药治之。凉药既下，病势愈甚，至于困极不救者多矣。病人若因下之太早，两手脉沉迟细而无力，或遍身及四肢逆冷，烦躁而渴者，或引饮不休，好[③]泥水中卧者，须用性热药治之。凡投性热药，皆须冷服。何故如是？盖为病人腹中阴气太盛，若投热药汤剂，则阴阳气相击，药下必便吐出，须候汤剂极冷即投之。投之不吐者，以腹中阴气与冷饮相逢，即同气相求尔，故药下不吐也。药虽冷饮，久即必发热矣。所谓始同而终异也。《素问》云"醇酒冷饮，久必发热"[④]是也。假令投仲景四逆汤之类，一依前说。若病人不烦躁，即热药

---

① 胶柱：胶柱鼓瑟之简缩。语本《史记·廉颇蔺相如列传》。喻固执拘泥，不知变通。

② 满：充满。《说文》："满，盈溢也。"

③ 好（hào 浩）：喜好。

④ 醇酒冷饮久必发热：查今本《素问》未见，出处不详。

可温服之。病人若伤暑热，胃中空虚，饮冷太过，遂成泄利，日二三十往①，大便色黄，米谷不化，渴饮水浆。医者见此证云：脾胃不和，故至此也。投热药或止之，或补之。热药既下，往往吐出及下利愈甚，此亦阴阳气相击也。若处承气汤之类，令病人热饮之，药既得下必不吐出，亦是与胃中热气相从也。热力既消，药冷性得行，其病即愈。《素问》注云"以葱姜和粉藿投之②"是也。

可 汗 篇

伤寒病有可汗者，《论》中但统言其可汗证及可汗脉。或云脉浮弱，或云脉浮而数，或云脉浮紧，或云脉浮，无汗而喘，或云脉浮而在表，今略举数条。后人但凭脉之大概，并不分脉浮有阴阳虚盛之理，又不分有可汗、有不可汗之处，误投发表药，服之则多变成阳毒之患。今举病人有汗恶风、无汗发热分为三等，及据立春以后、立秋以前，气候轻重各立方治之。庶③学者易为开悟耳。

病人一二日以前，两手脉浮数，或缓，或紧，按之差软，寸关尺若齐等。虽有头痛、身热，但只是邪气传于阳分，不可妄投发表药也。

病人虽头痛、恶风、身热，若两手脉寸关尺三部齐

---

① 往：行。

② 以葱姜和粉藿投之：查今本《素问》未见，出处不详。

③ 庶：希望。

等，其力不甚大、不甚小者，亦未可便与解表药。此是见表证，未见表脉也。直候寸脉力小于关尺，方可投解表药。

大抵治伤寒病，见证不见脉，未可投药。见脉不见证，虽少投药亦无害也。

凡治杂病，以色①为先，以脉为后。治伤寒，以脉为先，以证为后。病人两手脉浮数而紧，名曰伤寒。若关前脉力小，关后脉力大，恶风，不自汗，此乃阴气已盛，先见于脉也。若不调药和之，后必恶风及自汗出。若立春以后至清明以前，宜调脉汤主之。清明以后至芒种以前，宜葛根柴胡汤主之。芒种以后至立秋以前，宜人参桔梗汤主之。

调脉汤

葛根一两　防风去芦，半两　前胡去苗，三钱　甘草炙，半两

上为末，每服二钱，水一盏②，生姜一块如枣大、劈破，煎至七分。去滓，温服。如寸脉依前力小，加枣三个、劈破，同煎。

葛根柴胡汤

葛根一两半　柴胡一两　芍药二分③　桔梗三分　甘草三

---

① 色：《说文》："色，颜气也。"此指临床症状。
② 盏：杯子。
③ 分：衡名，为四分之一两。

分，炙

上为末，每服二钱，水一盏，生姜三片，煎至①七分。去滓，热服。如寸脉依前力小，加葱白三寸，同煎服之。

人参桔梗汤

人参　桔梗各三分　麻黄去节，一两　石膏三两　甘草三分，炙

上为末，每服二钱，水一盏，荆芥五穗，煎至七分。去滓，热服。如尺脉依前力小，可麻黄二分、去节，同煎服。

病人两手脉浮数而缓，名曰中风。若寸脉力小，尺脉力大，恶风，不自汗，此亦阴气已盛，先见于脉也。若不调药和之，后必恶风自汗出。若立春以后至清明以前，宜薄荷汤主之。清明以后至芒种以前，宜防风汤主之。芒种以后立秋以前，宜香薷汤主之。

薄荷汤

薄荷一两　葛根半两②　人参三分　甘草炙，半两　防风去芦，半两

上为末，每服三钱，水一盏，煎至七分。去滓，热服。如三五服，寸脉力尚小，加薄荷二分。

防风汤

防风去芦，半两　桔梗三分　甘草炙　旋覆花各半两　厚

---

① 至：原无，据墨本、珠本、长本补。
② 半两：墨本、珠本、长本作"一两"。

朴炒，三分

上为末，每服三钱，水一盏，入姜一块如枣大、劈破，煎至七分。去滓，热服。如三五服，寸脉力尚小，加荆芥穗五七枚，同煎。

香芎汤

川芎一分　石膏二两　升麻三分　甘草半两　厚朴半两

上为末，每服三钱，水一盏，煎至七分。去滓，温服。如三五服后，寸脉力尚小，加细辛二分。

前二段又将中风、伤寒各立法者何？盖为病人始病三日已前，因中风脉缓，或因伤寒脉紧，脉虽先见而病证犹未见，尚可用药解之，故各立方尔。

病人两手脉浮数，或紧，或缓，寸脉短及力小于关尺脉者，此名阴盛阳虚也。若自汗出，恶风者，是邪气在表，阴气独有余也。《素问》云"阴气有余而多汗身寒"①是也。即可投消阴助阳发表药治之。若立春以后至清明以前，宜六物麻黄汤主之。清明以后至芒种以前，宜七物柴胡汤主之。芒种以后至立秋以前，宜发表汤主之。

六物麻黄汤

麻黄去节，一两　人参　甘草各半两　葛根　苍术各三分

上为末，每服三钱，水一盏，枣二个，煎至七分。去滓，热服。如三五服后，汗未止，加荆芥三分。如三五服

---

① 阴气有余而多汗身寒：语见《素问·脉要精微论》。

后，不怯风，犹自汗出，加舶上①丁香皮半两。

七物柴胡汤

柴胡二两　苍术　荆芥穗　甘草　麻黄去节，各一两

上为末，每服三钱，水一盏，入姜一块如枣大、劈碎，枣三个、劈破，同煎至②七分。去滓，热服。三五服后，汗未止者③，犹恶风者，加葱白三寸。如三五服，汗犹未止，加当归一两，同煎服。

发表汤

麻黄去节，两半　苍术三分　人参　当归各半两，去芦④
舶上丁香皮　甘草各三分

上为末，每服三钱，水一盏，生姜一块如枣大、劈破，枣三个，同煎至七分。去滓，热服。如三五服后，汗未止，犹怯风者，加桂枝三分。如汗未止，更加细辛半两，以汗止为度。

病人脉浮数，或紧，或缓，其脉上出鱼际，寸脉力大于关尺，此名阳盛阴虚。若发热，冒闷，口燥，咽干者，乃是邪气在表，阳气独有余也。《素问》云"阳气有余而身热无汗⑤"是也。可投消阳助阴药以解表。若立春以后至

---

①　舶上：用船从国外运来。犹舶来品。以下同。

②　至：原无，据墨本、珠本、长本补。

③　者：墨本、珠本、长本无。

④　人参当归各半两去芦：墨本、珠本、长本作"人参半两当归去芦半两"。

⑤　阳气有余而身热无汗：语见《素问·脉要精微论》。

清明以前，宜人参汤主之。清明以后至芒种以前，宜前胡汤主之。芒种以后至立秋以前，宜石膏汤主之。

人参汤

人参半两　石膏二两　柴胡一两　芍药　甘草各三分

上为末，每服三钱，水一盏，姜三片如钱大，同煎至七分。去滓，热服。如三五服后，依前发热者，每服水一①盏半，加豆豉十五粒，同煎至八分。如前热未解，更加石膏二两。

前胡汤

前胡一两　石膏二两　豆豉熬焦，三分　桔梗三分　甘草半两

上为末，每服三钱，水一盏，姜一块如枣大、劈破，同煎至七分。去滓，热服。依前热未解，每服入豆豉三十粒，水一盏半，同煎至八分。去滓，热服。

石膏汤

石膏三两　芍药　柴胡各一两　升麻　黄芩　甘草各三分

上为末，每服三钱，水一盏半，入豉一合，煎八分。去滓，热服。如三五服后，热不解，加知母一两。如热未解，加大青一两。

病人两手脉浮数，或紧，或缓，三部俱有力，无汗，恶风者，此是阴阳俱有余。《素问》云"阴阳有余则无汗而

寒①"是也。可用药平之②。若立春以后至清明以前，宜解肌汤主之。清明以后至芒种以前，宜芍药汤主之。芒种以后至立秋以前，宜知母汤主之。

解肌汤

芍药二两　麻黄去节，三分　升麻　甘草炙，各半两

上为末，每服三钱，水一盏半，入豉半合③，煎至八分。去滓，热服。如三五服后，犹恶风者，加麻黄半两，石膏一两。

芍药汤

芍药　荆芥穗各一两　石膏三两　甘草炙，各④半两

上为末，每服三钱，水一盏，姜一块、劈破，同煎至七分。去滓，热服。如三五服后，犹恶风，再加姜一块⑤，枣三个，煎法如前。

知母汤

知母　麻黄去节　升麻各一两　石膏二两　甘草一两半

上为末，每服三钱，水一盏，入姜一小块，同煎八分。去滓，热服。如三五服后，犹恶风者，加麻黄半两。

仲景云：伤寒为病，脉缓者，名中风。脉紧者，为伤寒。盖始因经冬温毒，毒气中其人，内伏之阳沉潜于骨髓

---

① 阴阳有余则无汗而寒：语见《素问·脉要精微论》。
② 平之：使之平。
③ 合（gě革）：容器名。1合容20毫升。
④ 各：当为衍文。墨本、珠本、长本无此字。
⑤ 姜一块：墨本、珠本、长本无此三字。

之内。每至春夏发时，或因外伤寒而引内邪出，及乎内邪既出即为病一也。故古人立此二端，恐后人疑其紧脉与缓脉治法别也。若中风与伤寒脉异，何故仲景无别法治之？此乃后人不究仲景之心也。

前三段又将中风与伤寒一①法治之者何？盖病人始得病后，脉与证俱见，若投解利②药必不能愈，故立前方同法治之。

病人始得病一二日至五六日，尚有表脉及表证者，亦可依脉证投药。凡投解表及发表药，每一日可饮三服，病甚者可至五服外，不可频投药也。如证未解，可投热粥内加葱白亦佳。如有汗出，勿厚衣盖覆，恐出汗太过，作亡阳证。

可 下 篇

伤寒病有可下者，《论》中但统言其可下证及可下脉。或云：下利，三部脉皆平，心下硬。③ 或云："下利，脉迟而滑者，内实。"④ 或云："脉滑而数者，有宿食。"⑤ 或云：

---

① 一：墨本、珠本、长本此字前有"以"字。
② 解利：此指解表通利治法。
③ 下利……心下硬：语本《伤寒论·辨可下病脉证并治》。
④ 下利脉迟而滑者内实：语见《伤寒论·辨可下病脉证并治》。
⑤ 脉滑而数者有宿食：语见《伤寒论·辨阳明病脉证并治》。

脉沉者，内实。① 或云：脉滑，内疾。② 或云：脉浮大，按之反涩，有宿食。③ 或云："脉实者。"④ 今略举此数说，后人但凭其脉之大纲，即不分脉沉有阴阳虚盛之理，又不分有可下、有不可下之处。误投下药，终必⑤变成四肢逆冷，手足拘挛，呕逆喘满之患。

病人四五日以后，两手脉沉数，按之不甚实。若三部力齐等，虽有发热，冒闷，只是邪气传于内，潜在胃脘，不可妄投下药也。若投黄芩汤，三服以解之即可。

病人五六日，两手三部脉沉数大，按之不断，寸脉上涌力大于关尺脉，此名阳盛阴虚。可大小承气汤，以助阴消阳也。若腰重，口干，谵语，项背以上溅然⑥汗出，时时潮热者，可服调胃承气汤。若第四五日见此证脉，可服小承气汤。

病人三四日以后，两手三部脉沉数，寸脉断⑦力小，关尺脉力大，此名阴盛阳虚。切不可投下药，宜据《温中篇》内汤丸投之，以助阳消阴也。

---

① 脉沉者内实：语本《伤寒论·辨可下病脉证并治》。

② 脉滑内疾：出处不详。《伤寒论·辨阳明病脉证并治》有"阳明病，谵语，发热，脉滑而疾者，小承气汤主之。"疑"脉滑，内疾"为"脉滑而疾"之误。

③ 脉浮大……有宿食：语本《伤寒论·辨可下病脉证并治》。

④ 脉实者：语见《伤寒论·辨可下病脉证并治》。

⑤ 必：墨本、珠本、长本作"则"。

⑥ 溅然：水外流貌。此形容出汗的样子。

⑦ 断：不连续。

病人两手三部脉沉数，按之至骨有力而不断，口燥，咽干而渴，时时发热，冒闷者，此是阴阳气俱实。可用药和之，宜黄芩汤主之。

黄芩汤

黄芩　甘草　山栀子　芍药　厚朴　英粉等分

上为末，每服二钱，水一盏，煎至七分。去滓，温服。如脉力差软，住服①。若大便溏，去栀子，加葛根等分，若立春以后、立夏以前见证者，去栀子、芍药，加柴胡去苗等分。

病人两手脉沉数大，按之不断，寸脉上涌力大于关尺者，此名阳盛阴虚。可投药下之，以助阴消阳也。若立春以后至清明以前可下者，小承气汤内更加厚朴半两，减大黄一两主之。

若发热，谵语，引饮者，小承气汤。清明以后、芒种以前可下者，小承气汤主之。

若发热，冒闷，腰重，引饮，时时谵语，大承气汤。芒种以后至立秋以前可下者，大承气汤主之。

若发热，烦躁，腰重，谵语，头面濈然有汗者，调胃承气汤主之。凡用大小承气及调胃承气，并用仲景方。

病人立春以后至芒种以前，第三四日虽有可下证及有可下脉，亦未可便投下药。直候至第五日或第六日投下药

①　住服：停服。住，停止。

者何？盖天气阳力尚微①，虑下之太过变成坏病也。若芒种以后立秋以前，虽第二三日有可下证及有可下脉，亦未可便下之，直候至第四五日下之。天气炎盛与胃中热气相干，故②第四五日投下必不能成后患也。

凡投下药不得务急为胜，假令今日寅时③投下药，至申时、酉时不动，可再投下药。假令今日酉、戌时投下药，至来日鸡鸣时不动，可再投下药，切宜慎守也。

病人三四日以前，切不宜早下之，则多成结胸④及四逆之患。至十二日以后者，见有下证，虽脉不至实盛，亦宜下之。假令第十二三日投下药之后，至十六七日尚口燥，咽干，谵语者，即更宜下之。何者？盖为阴病不过六七日乃剧。若阳病至十三日以后，频投下药无害也。今立此言者，恐医流将病人日数浅深一概治也。且今太平久矣，脏腑柔脆，故气血虚弱，但迟投下药，亦无害耳。

病人四五日以后，假令今日寅时见下证及有可下脉，未可便投下药。更候至⑤午未⑥时间阳气盛，再看其脉。若

① 天气阳力尚微：此指气候炎热不盛。

② 故：墨本、珠本、长本作"虽"。

③ 寅时：凌晨三时至五时。下文申时为下午十五时至十七时。酉时为下午十七时至十九时。戌时为晚上十九时至二十一时。

④ 不宜早下之则多成结胸：墨本、珠本、长本作"不宜早下，早则多成结胸"。

⑤ 至：墨本、珠本、长本作"之"。

⑥ 午未：指从中午十一时至下午十五时。午，中午十一时至十三时。未，下午十三时至十五时。

比寅时寸脉力倍大于关尺脉即可下之。若与寅时脉力平同，即候次日投下药亦不为晚矣。凡投下药者，量其脉力轻重，证之深浅，不可下之太过。若太过则病证多变，且古人立理①无失下之过，但罪②其下之太早及太过尔。况病人七八日不大便，古人未尝罪医者投下药之晚。此医之深意，思后人全不通晓。

病人第五六日，两手三部脉沉数，寸关尺力齐等者，此乃阴阳气停。虽然咽干，腰重，发热，亦不可投下药，当大便自下尔。

病人至六七日，不大便，若其两手寸脉小，尺中脉大，亦不可下之。虽不服下药而大便者，则必先硬而后溏。盖由腹中有阴气也。仲景《论》曰：先硬后软，不可攻也。况鸭溏③乎。

《伤寒论》中或云：按之心下坚，腹中满，不大便，口燥，咽干，汗出，谵语，日晡④所发潮热，不能食，体重，气促，濈然汗出，皆是可下之证。虽有此可下证，若三部脉停力弱及寸脉小于关尺，此为有下证，无下脉，不可下之，毫厘千里。直候寸脉力大于关尺，可下也。凡投下药，只参酌仲景承气汤轻重用之。

治伤寒病投下药者，本不为取积及取食，止为疏解阳

---

① 理：墨本、珠本、长本作"论"。
② 罪：归罪于。
③ 鸭溏：大便泄泻，清稀如水，状如鸭屎。
④ 日晡：下午十五时至十七时。

毒之气。若邪毒在内，阳气盛，即寸脉大乃可下之。其阳气不盛，即三部脉停，何必下之？盖今人只知沉在里，便投下药。殊不较量脉之阴阳虚盛也。

凡投下药者，本因胃中有邪热之气，故投大黄、芒硝之类，以消阳气。今之医者，绝不解古人下伤寒之法，多投以丸药。丸药多用巴豆、水银、腻粉、粉霜、砒霜、甘遂、石脑油之类，皆是热药。但能逐其胃中浊恶，即愈增其邪热矣。今用丸药下伤寒病者，欲去胃中积聚，胃气既虚，即邪热在内，又与热相逢及吐纳暑热之气，足以助阳为毒，后成坏病也。

今人投下药，才见大便利及三五次，急投和气药以补之。本意用大黄等凉药，疏导胃中热气。热气才过，乘虚之际，却投和气补①药。决然②变成发黄、斑出、衄血、畜③血、狂走之患矣。

凡投下药，候四五日以后有下脉及有可下证，即可下之。假令病人不投下药，至六七日大汗后依然腰痛，咽干而渴，日晡发热，颊赤，胸中冒闷，两手脉实而数，宜用黄芩汤一两服和之。直候大汗出后至第五六日，投大承气汤或调胃承气汤亦无害。盖于汗后至第五六日投下药者，是因病人大病后气血虚弱，不可早下也。

---

① 补：墨本、珠本、长本此字下有"热"字。
② 决然：必然；必定。
③ 畜：通"蓄"。《荀子·天论》："畜积收藏于秋冬。"

前《可汗篇》别立方药而不从仲景方。今《可下篇》中不别立药，而从仲景方者何？盖太平之人，饮食动作过妄而①阳气多。若用大热药发表，则必变成坏病，故参酌力轻而立方也②。世人阳气既多，若用下药，当从至阴药投之。非仲景承气汤之类，即别药不能对病矣。请医者深详之。

---

① 而：墨本、珠本、长本作"作"。
② 故参酌力轻而立方也：墨本、珠本、长本作"故斟酌重轻而立方也"。

卷　　下

总汗下篇

凡治伤寒病，若能辨其汗下者，即治病之法得其十全矣。今之医者则不然，但凭其《热论》云：“未满三日，可汗而已；其满三日者，可泄而已。”又云：“脉大浮数，病为在表，可发其汗；脉细沉数，病为在里，即可下之。”① 此古人立理之纲维②，而今人执之为定法。又全不辨脉尺寸之阴阳，邪气之虚盛及内外证之轻重。但未满三日即投发表药，已满四日即投下药。其间或有辨脉之浮沉，投汗下药者，以为能事矣。殊不知未满三日亦有可下者，已满四日后亦有可汗者。又不知脉浮有不可汗者，脉沉有不可下者。《热论》云：“伤寒一日，巨阳受之，故头项痛，腰脊强。二日阳明受之，阳明主肉，故身热，目疼而鼻干不得卧。三日少阳受之，少阳主胆，故胸胁痛而耳聋。三阳经络皆受其病，未入于脏，故可汗而已。四日太阴受之，故腹满而咽干。五日少阴受之，故口燥，舌干而渴。

---

① 脉大浮数……即可下之：语见《素问·热论》王冰注文引《正理伤寒论》文字。

② 纲维：纲领；法度。

六日厥阴受之，故烦满而囊缩。"① 此三阴三阳受病之日，乃是圣人立条目之法。不必一日巨阳，二日阳明为次也。但会②三阴三阳所直之日，与邪气相逢即各有形证也③。假令一日，或耳聋，或鼻干，或头痛，或腹满，或舌干而渴，或囊缩，此是邪气随阴阳之经络所传也。余日仿此。

虽见此三阴三阳病证，若两手三部脉或浮，或沉，寸关尺力齐等者，不得妄投发表药及投下药。当候两手脉浮沉中，或关前大关后小，或关前小关后大。此是阴阳气之偏胜，即依脉证投药治之。仲景《伤寒论·伤寒例》云："尺寸俱浮，太阳受病也。""尺寸俱长，阳明受病也。""尺寸俱弦，少阳受病也。""尺寸俱沉细者，太阴受病也。""尺寸俱沉者，少阴受病也。""尺寸俱微缓者，厥阴受病也。"此亦是因邪气传受三阳三阴之经，故见此脉。亦不可妄投发表药及投下药。当候两手脉浮沉中，或关前力小关后力大，或关前力大关后力小。此亦是阴阳气之偏胜，即依脉证投药治之。且黄帝作三阳三阴证在前，仲景述三阳三阴脉在后。本为邪气所传，故设此语。非务求法治之，恐后人误投药也。今人才见病人有此三阴三阳病证及脉，便急投药求愈，则失之远矣。《热论》云："七日巨阳

---

① 伤寒一日……烦满而囊缩：本段文字省略了经脉循行部位等内容。

② 会：正好；恰巧。

③ 即各有形证也：墨本、珠本、长本作"各相有形证也"。

病衰，头痛少愈；八日阳明病衰，身热少愈；九日少阳病衰，耳聋微闻；十日太阴病衰，腹减如故，则思饮食；十一日少阴病衰，渴止不满，舌干已而嚏；十二日厥阴病衰，囊纵少腹微下，大气皆去，病日已矣。”且伤寒病若见三阳三阴证及脉合，用药调治。古人何言大气皆去，病日衰矣。即知是不须用药妄调治也。仲景《伤寒论》辨太阳证云：“太阳病，头痛至七日以上自愈者，以行其经尽故也。”又曰：十二日厥阴病衰，大气皆去，病人精神爽慧矣。① 且《素问》经中黄帝与岐伯问答病证，莫知其数，皆各立法治之。惟《热论》中伤寒病最为大疾，却云②七日太阳病衰，又云大气皆去。若是伤寒病须用法调治，即圣贤皆不言自愈也。今之医者才见人病伤寒，多不辨脉之理趣，又不分证之是非，便妄投药以调治，往往变成坏病，至于横夭，诚可伤也。

伤寒病称可汗者，非谓病人三日以前也。盖谓邪气在表，或阴气胜于阳气，即寸口脉力小于关尺，令人恶风，或自汗出，即可投发表药，以助阳消阴。若阳气胜于阴气，即寸口脉力大于关尺，令人发热，冒闷，可投解表药，以助阴消阳，非谓求汗出为愈。若邪气在表，脉浮三部力齐等，恶风，不汗出，不冒闷，发热，又何必投发表及解表药也。

---

① 十二日……精神爽慧矣：语本《伤寒论·伤寒例》。
② 云：墨本、珠本、长本作“至”。

伤寒病称可下者，非谓病人第四日以后也。但见邪气在里，伏于胃中，或阳气胜于阴气，即寸脉力大于关尺，令人口燥，咽干，腰重，发热，甚至于谵语，可投大黄等药，以助阴消阳。若邪在里，阴气胜于阳气，即寸脉力小于关尺，令人胸满闷，或时呕吐①，可投温中药，以助阳消阴。不可求取积为愈。若邪气在里，脉沉三部力齐等，不谵语，不口燥咽干，不胸腹满闷，又何必投药下之及温中药也。

世人为见《素问》云：三日以前可汗，四日以后②可下，乃执为定法。今深戒医流，不可将病人三日以前妄投汗药，四日以后妄投下药，切宜慎守。仲景曰："发汗吐下之相反，其祸至速。"③ 信矣。且古之圣贤立汗下二字，本谓调解阴阳偏胜之气。而今医者执汗下二字，妄为主治伤寒求愈之功，则失之远矣。况仲景治伤寒病，未尝有失汗下之戒，失下之过，但责其下之太早，此仲景之心也。后人或各擅家技，或自恃④已能，殊不究仲景心万分之一，诚可罪焉。

---

① 或时呕吐：墨本、珠本、长本作"时或呕吐"。
② 以后：墨本、珠本、长本作"以下"。
③ 发汗吐下……其祸至速：语见《伤寒论·伤寒例》。
④ 恃：原作"持"，形近而误。据墨本、珠本、长本改。

辨汗下药力轻重篇

凡医者治伤寒病，遇其邪气在表，并不分邪气之轻重，脉理之虚盛，只凭脉浮便将发表药一例投之，务期汗多为快。药力过剂，遂致衄血、吐血、发斑、汗漏、四肢拘挛，因成亡阳之患也。

病人无汗发热，三部脉浮，寸脉大于关尺者，此是阳盛。阳邪既盛，若入于胃中即变成瘀热之患。当用解表药，以消阳气。解表药者，石膏、甘草、芍药、生姜、豆豉、薄荷、柴胡、葛根之类是也。

病人汗出，恶风，脉浮，见阴盛者，可投发表药消阴气。发表药者，桂枝、麻黄、荆芥、枣、葱、当归、附子、干姜之类是也。但不可全用桂枝耳。

凡投发表药，只要消解阴胜之气，不务汗多为法。若汗出太过，则成亡阳之病。仲景桂枝汤证云："令遍身漐漐①然微似有汗，不可如水流漓②。"今③既见可汗证，当投发表药。古人何故却云汗不可如水流，足知发表药不谓汗多为愈也。

凡医者治伤寒病，遇其邪气在里，并不分邪气之轻重，脉理之虚盛，只凭脉沉便将下药一例投之，务期大便

---

① 漐（zhí直）漐：小雨不辍貌。此指微汗貌。
② 流漓：淋漓。此指大汗貌。
③ 今：原作"令"，据墨本、珠本、长本改。

快利为法。既过剂，遂成噫①、哕②、呕吐、四肢逆冷及拘挛之患。

病人发热，冒闷，或谵语，脉见阳盛者，可投下药，以消阳气。阳气既消，则无忽变之证。消阳药者，大黄、芒硝、栀子、甘草、枳实之类是也。如用大黄、芒硝，须用少兼厚朴以和之。若一服未中，再服之。不可务期快利，切宜慎守也。

凡投下药，只要消阳毒之气，不务取积为快。今既见可下证，古人何故却罪下之太早及太过，足知不务快利为法也。

今立此篇校量③药力轻重者，盖谓医流执守古方，不能随形证浅深增减药味也。若能辨药轻重，随证用药，何虑太过不及之责也。葛氏《肘后》篇曰：伤寒有数种，初觉作葱豉汤，顿服，取汗。如不汗，加葛根、升麻，更加作麻黄豉汤。④ 以此校之，即古人岂一端而治病，故其⑤轻重出此篇以明之。

① 噫（ài 嗳）：嗳气。
② 哕：呃逆。
③ 校量：墨本、珠本、长本均作"较量"。衡量；考查。下文"校之"作"较之"。
④ 伤寒有数种……更加作麻黄豉汤：语本葛洪《肘后备急方·治伤寒时气温病方》。"更加作"，墨本、珠本、长本作"更作加"。
⑤ 其：墨本、珠本、长本作"具"。

温 中 篇

　　夫伤寒病之说，始黄帝以开其端由，至于仲景方陈其条目。自后肤浅之学莫知其数，立言者只云病在表，可发汗；病在里，可下之。或云不可汗，或云不可下，未尝有温中之说。仲景《伤寒论》云："尺寸俱沉细，太阴受病也。"① "尺寸俱沉少阴受病也。""尺寸俱微缓，厥阴受病也。" 又辨太阴证云："病脉浮，可发汗，宜桂枝汤。" 又："自利不渴，宜四逆汤。" 又"腹满时痛，桂枝加芍药汤。" 辨少阴证云："少阴病，始得之，发热，脉沉，麻黄附子细辛汤。""少阴证二三日，麻黄附子甘草汤。" 又："少阴病，身体痛，手足寒，骨节痛，脉沉，附子汤。" 又："少阴病，吐利，手足逆冷，烦躁欲死，吴茱萸汤。" 又："少阴病，脉沉，急温之，宜四逆汤。" 今举仲景《论》中数条，最是治三阴病之良法，于今世之用尚有未尽证者。愚尝校雠②，自至和初岁③迄于今三十余年，不以岁之太过不及，每夏至前以有病伤寒人十中八七④，两手脉俱沉细数，多是胸臆⑤满闷，或呕吐，或气塞，或腹鸣，或腹痛。与仲景

---

① 尺寸俱沉细太阴受病也：语见《伤寒论·伤寒例》。以下二句同。

② 校雠（jiàochóu 较酬）：校勘。此指比较研究。

③ 至和初岁：北宋至和元年（1054）。至和，宋仁宗赵祯年号（1054—1056）。

④ 十中八七：墨本、珠本、长本作"十中七八"。

⑤ 胸臆（yì 意）：胸部。臆，《说文》："臆，胸骨也。"

三阴病之说脉理同而证不同，因不敢妄投仲景治三阴病药。医者才见脉沉及胸膈满，便投药下之，往往不救。尝斟酌仲景理中丸与服之，其病势轻者，即胸中便快①。其病势重者，半日许闷依然。或有病人脉沉细迟，投②仲景四逆汤温之，多药力太热，后必发烦躁。因校量此形证，今别立方以治之，多得对病，不可不传焉。

按：王好古《阴证略例》云③：此一条非四逆热而不当也。仲景当汉末，韩氏当宋隆，时势异也。

病人但两手脉细数，或有力，或无力，或关脉短及小者，胸中膈塞，闷气不能相接者，便可随证与脉，投温中药以治之。

按：王好古云：此一条法甚活。

病人两手脉沉迟，或缓，或紧，皆是胃中寒也。若寸脉短及力小于关尺脉者，此是阴盛阳虚也。或胸膈满闷，腹中胀痛，身体俱急，手足逆冷，急宜温之。若立春以后至清明以前，宜温中汤主之。清明以后至芒种以前，宜橘皮汤主之。芒种以后至立秋以前，宜七物理中丸主之。

温中汤

舶上丁香皮　厚朴各一两　干姜　白术　丁香枝　陈

① 快：爽适；舒畅。引申为病愈。
② 投：墨本、珠本、长本作"故"。
③ 按王好古阴证略例云：本篇此类文字当出自《四库全书》整理者。本篇正文、注文除羊肉汤内容外，见于王好古《阴证略例·韩祗和温中例》，文字略有出入。

皮各二分

上为末，每服二钱，水一盏，入葱白三寸，荆芥五穗，煎至七分。去滓，热服。如三服未快及手足逆冷，呕吐，更加舶上丁香皮二分，干姜一分、炮。

橘皮汤

陈皮　厚朴各一两　藿香三分　白术　葛根各二分

上为末，每服二钱，水一盏，入姜一块如枣大、劈破，同煎至七分。去滓，热服。如三两服后未快，手足逆冷，呕吐不止，加半夏三分，丁香枝半两，葱白三寸，同煎服①。

七物理中丸

人参三分　生姜屑二两　藿香三分　白术二两　桔梗三分　葛根三分②

上为细末，炼蜜丸如弹子大。每服一丸，水一盏，煎至七分。和③滓热服。如两三服后未快及手足逆冷，呕吐，加半夏二分，干姜二分、炮。

病人两手脉沉细无力，虽三部脉力停，亦是阴气盛也。更不须候寸脉短，治之。或胸膈痛，身体拘急疼痛，手足逆冷，宜用温中药和之。

按：王好古云：此条④"不须候寸脉短"一句难解。当云："三部

---

① 同煎服：墨本、珠本、长本作"同煎热服"。
② 三分：墨本、珠本、长本作"二分"。
③ 和：连带。
④ 条：墨本、珠本、长本此字前有"一"字。

既沉，便是无寸口也。"

　　若立春以后至清明以前，宜厚朴汤主之。清明以后至芒种以前，宜白术汤主之。芒种以后至立秋以前，宜橘叶汤主之。

　　按：王好古《阴证略例》云：此一条，李思训①举和解因时②一说与韩氏相似。然汤液仲景四时之法固已备矣。以其后人不识，故韩李为是丁宁③也。此亦大概耳。若应见④违时，只可随应见而治之。海藏云：仲景既言春为温病，夏为热病，长夏为大热病。随经之药加减轻重，便为因时和解也。至治应见，便是活法。韩李因时定药，是则⑤然矣。证复违时，定药难用。若用定药，却是不因时也。假令立春、清明、芒种、立秋，即岁之主气也。定时也。若岁之客气，司天在泉，太过不及胜复，淫至而不至，未至而至，岂可定时为则邪⑥？主气为病，则只论主气。客气为病，则只论客气。主客⑦相胜，上下相召，有万不同之变。人之禀受虚实亦犹是也。以此言之，则仲景六经之言尽矣。但患时气⑧医者不知耳。此亚圣言简而意有余也。后之贤者，辞多而意少，务救一时之弊。此韩李为是因时一说也。是说也，又为庸医执方疗病者设，非敢为仲景别立一法也。噫！二公虽不

---

　　① 李思训：宋代医家，著有《伤寒论新保命集》，已佚。
　　② 因时：此指依四季而发的外感热病。因，依；顺着；沿袭。时，《说文》："时，四时也。"
　　③ 丁宁：嘱咐，告诫。
　　④ 应见（xìng现）：此指随时发生的外感热病。与"因时"相对而言。应，随，即。见，出现。
　　⑤ 则：墨本、珠本、长本作"时"。下文"则"同。
　　⑥ 邪：语气词。此处表示疑问。
　　⑦ 客：原作"气"，据墨本、珠本、长本改。
　　⑧ 时气：《阴证略例》作"世之"。

足为汉之仲景，亦足以为今之仲景也。

厚朴汤

当归　厚朴　甘草　丁香枝　干姜各半两　细辛一分
人参三分

上为末，炼蜜丸如弹子大。每服一丸，水一盏，煎至七分。和滓热服。如三五服后脉尚细及寸脉未有力，加葱白三寸同煎。

按：王好古《阴证略例》云：此一条言寸脉小者，阳不及九天①也。加葱以通经。

白术汤

白术　半夏　当归　厚朴　生姜屑各半两　舶上丁香皮三分

上为末。每服二钱，水一盏，入生姜一块如枣大、劈破，同煎至七分。去滓，热服。如三五服后未有力及寸脉力尚小，加细辛半两，葱白三寸，同煎服。

橘叶汤

橘叶　半夏　厚朴各半两　藿香　葛根二味分量原脱②

上为末。每服三钱，水一盏，生姜一块如枣大、劈破，同煎至七分。去滓，热服。如三五服后脉尚力小，手足逆冷③，加细辛三分。

---

① 九天：谓天空最高处。此指上焦。
② 二味分量原脱：墨本、珠本、长本无此六字。《阴证略例》藿香、葛根均作"三钱"。
③ 脉尚力小手足逆冷：墨本、珠本、长本作"脉力尚小，手足通冷"。

病人胸膈满闷，时时呕逆，支节疼，两胁下痛，腹中鸣，此是停饮①。宜二苓汤主之。

二苓汤

赤苓　猪苓　白术　桂枝各半两　滑石一两　白豆仁
通草各一分　丁香皮三分　陈皮三分

上为末。每服三钱，水一盏，煎至七分。去滓，热服。小便未快，加瞿麦三分。呕未止，加半夏半两。寒甚，加葱白三寸。

按：王好古云：此与李思训小便例同。

病人八九日后，服汗下药太过，两手脉沉细而无力，好踡足，卧多，恶明与人声，身有粟起，时时发战，一如疟证。宜羊肉汤主之。

羊肉汤

当归　牡蛎　芍药各一两　龙骨半两　桂枝去皮，二分
黑附子二个，每个五钱重，泡，去皮脐

上杵为粗末。每服用末二两，羊膂肉②四两，生姜二两，葱白五寸、同剉烂，以水五升同熬至二升半以来③，净绞④，去滓，分作三盏服。

病人服药，胸中满者，此是上焦有阳也。或药力大

---

① 停饮：此指水气内停之饮证。
② 膂（lǚ旅）肉：脊骨旁的肉。膂，同"膂"，脊骨。《字汇补·肉部》："膂，与膂同"。
③ 以来：上下，左右。
④ 净绞：即绞净。此指将药汁从药渣中绞净。

过，上焦觉气热，腹满虚鸣，时时疞痛①。此是被阳药消逐上焦，阴气并入下焦也。虽是下焦积寒，今上焦阳盛，更难投温下焦药也。当用炭灰②，或桑柴灰③二三升许，入好醋拌和，干湿得所④。于铫⑤内炒，令灰热，以帛包裹，置脐下熨之。频换灰包，常令热，以腹不痛为度。或初用灰熨，病人不肯受者，勿听。但令极熨之，勿住⑥炭包。如因炭包熨后得下利一二行，或小便二三升，或微有汗。此是阴气外出，或下泄也。当勿疑之。病轻者乃得瘥愈。

病人三部脉沉，寸脉力小于关尺为阴盛，当投温中药以消阴气。温中药者，厚朴、橘皮、人参、白术、藿香、当归、干姜、细辛之类是也。

按：王好古《阴证略例》云：感霜露、山岚、雨湿、雾霿⑦之气而饮冷，寸口脉小，同诊一法，神术汤后举⑧。此韩氏三部脉沉，寸口小于关尺为证一体。

病人若因服下药太过，两手脉沉细数，肢体逆冷，烦

---

① 疞（jiǎo 绞）痛：指腹中拘急疼痛。疞，即"疞"。《说文·疒部》："疞，腹中急也。"

② 炭灰：此指药物燃烧后的剩余物。

③ 桑柴灰：为桑科植物桑茎枝烧成的灰。出自《唐本草》，性味辛、寒。功效利水，止血。主治水肿、金疮出血、面上痣疵等。

④ 所：适宜。

⑤ 铫（diào 掉）：铫子。煮开水熬东西用的器具。

⑥ 住：停止。

⑦ 雨湿、雾霿（méng 懞）：墨本、珠本、长本作"雨滋、霜霿"。霿，《说文》："霿，晦也。"

⑧ 神术汤后举：《阴证略例》本篇后为《海藏老人阴证例总论》篇，载神术汤证治内容，故曰"神术汤后举"。

躁而渴者，此是阳气下陷入丹田，阴气厥逆满上二焦，故令人躁，此名阴躁也。医者见病人烦躁，又不询其端由，亦不详其脉理，便用凉药治之。凉药既下，病势愈甚，至于困极，不救者多矣。①

　　病人因下之太过，两手脉沉迟细而无力，或遍身及四肢逆冷，烦躁而渴，引②饮不休，好泥水中卧者，须用性热药治之。凡投性热药，皆须冷服。何故如是？盖为病人腹中阴气太盛，若投热药汤剂，即阴阳相争，药下即吐。须候汤剂极冷即投之。投之不吐者，以腹中阴气与冷饮相逢，即同气相从③尔，故药下不吐也。药虽冷，久则必热。所谓始同而终异也。故“醇酒冷饮，久即发热”。假令投仲景四逆汤之类，一依前说。若病人不烦躁，即热药亦可温服之。若躁渴，引饮不休，虽伤冷，只好冷饮④，同意。

　　此一条本是阳证下之成阴，非阳气上行而躁。乃阳气下陷而躁，即同伏阳脉也。叔和云：“短脉阴中有伏阳。”⑤

　　海藏云：热药冷服，内有伏阳则可。若脉已虚，按之全无力，或病人素无所养，只可温服。不然，阴气必不能酝酿回阳，利害非轻。

---

　　①　病人若因服下药太过……不救者多矣：本段及下段文字原作小字注文，墨本、珠本、长本同。但从内容及体例看当属正文，且王好古《阴证略例》本段作正文顶格编排，故改作正文。肢体逆冷，墨本、珠本、长本作“肢体并冷”。

　　②　引：墨本、珠本、长本此字前有“或”字。

　　③　同气相从：墨本、珠本、长本作“同气相投”。

　　④　冷饮：墨本、珠本、长本作“饮冷”。

　　⑤　短脉阴中有伏阳：语见《王叔和脉诀·论九道脉法》。

小便大便篇

治伤寒病，常调解病人小便流利及色不黄赤，最为医之大要也。

病人二三日以后，频体问①病人，无令小便黄赤色及淋沥，才似小便少及黄色，即据证便投药以调治之。切勿令凝滞也。

病人邪热积于胃中，又遇天气炎盛，内外热气相干，并走于下焦，流下入膀胱，为热所结，即渗漉②过迟，故小便因而色黄赤及涩少也。若热气盛③，则药力愈难通也。《伤寒论》曰："热结膀胱，其人如狂。"病人小便色或变黄，虽未赤涩，便可投瞿麦汤，每④日二三服亦无害也。

凡治病，伤寒常令放行小便，勿令放行大便。况小便难导也，而大便易导也。假令阳明病，胃中热实，止不过调胃承气汤投之。药既得下泄，去热毒之气不为难也。假令小便凝滞，若证轻，尚虑快药⑤之勿及，况证重乎。此乃伤寒要妙之门，不可不思之。况古人无失下之过，无禁小便之法，何今人不究其深趣也。

瞿麦汤

---

① 体问：探问。
② 渗漉：水下流貌。此指水液向下输布。
③ 若热气盛：墨本、珠本、长本作"若热发甚"。
④ 每：墨本、珠本、长本无此字。
⑤ 快药：此指作用峻猛的药物。

治病人二三日以后至未大汗以前，若小便黄色者。

瞿麦　萹蓄　猪苓　黄芩　茯苓各一两　木通一[①]两半　滑石三两　甘草三钱　通草一钱

上为末。每服三钱，水一盏，同煎至八分。去滓，放温凉，时时服[②]。若觉渴，或发热，加栝楼根一两。若小便赤色，加黄芩半两。若小便少，加车前子三分。若小便涩如淋，茎中痛者，加石韦半两、冬葵子三分、续随子半两。若脐下悸动，加茯苓、桂枝各半两。并依前法服。

七物调中丸

白术　干姜炮，各一分[③]　人参一两　厚朴　舶上丁香皮各半两

上杵为末，炼蜜和丸如弹子大。每服一丸，水一盏，枣二个、劈破，煎至六分。去滓，早服。

六物泻心汤

黄连　半夏各一两　甜葶苈炒　杏仁　干姜各半两　栝楼实剉如泥，一枚

上剉如豆大，合一处，分作六服。水三盏，煎至一盏半，净纽[④]，去滓，放温，作两次相续服。如半日胸中未

---

① 一：原无，据墨本、珠本、长本补。
② 时时服：墨本、珠本、长本作"时乃服"。
③ 一分：墨本、珠本、长本作"一两"。
④ 净纽：即扭净。此指将药汁从药渣中扭净。纽，义同"扭"。《农桑辑要·栽桑·桑杂类》："椹子煎，采熟椹盆内微研，以布纽计。"下文同。

快及未通利，再投之。再煎，药成倾①在碗，入芒硝末三钱，搅匀，去滓，温服，取其快利也。

茯苓陷胸汤

茯苓　黄连各一两　冬葵子　续随子各一分　大黄　杏仁各半两　半夏三分

上剉如豆大，合一处。每服半两，水二盏，煎至一盏，净纽，去滓，温服。如半日许未快利，更投一服，以胸中快及下利为度。病人二三日，两脉沉数微涩，寸脉不甚浮大，胸腹满闷，按之不痛，宜服厚朴泻心汤。

厚朴泻心汤

半夏一②两半　黄连　厚朴各一两　干姜　白术各二两　人参三分

上剉如豆大，分作八服，每服水二盏半，生姜二分，切为片，同煎至一③盏半。去滓，放温，两次服。如半日许未得利，再一服。

畜血证篇

伤寒病有畜血证，自仲景立法之后，医流未尝有信其言者。逮仁宗朝④，采仲景法以治伤寒，其间遇病有畜血

---

① 倾：倒出来。
② 一：原无，据墨本、珠本、长本补。
③ 一：原无，据墨本、珠本、长本补。
④ 仁宗朝：宋仁宗当朝时期。宋仁宗赵祯（1010—1063），北宋第四代皇帝，天圣元年至嘉祐八年（1023—1063）在位。

证，用仲景法治之。若与证相当，即病无不愈。病人或太阳，或阳明证，至六七日，或表证未解，或狂，或饥，或喜，或妄，或不大便，此乃瘀热走于下焦，因而畜成积血及令小腹满也。《伤寒论》云："太阳病不解，热结膀胱，其人如狂，宜桃仁承气汤。"又论："太阳病，其人发狂者，以热在下焦，小腹①当硬满，小便自利，瘀热在里故也，抵当汤主之。""太阳病，身黄，脉沉结，少腹硬，小便自利，其人如狂者，血证谛也，抵当汤主之。"又"伤寒有热，小腹满闷，应小便不利。今反利者，为有血也，宜抵当汤。"又"阳明证，其人喜忘者，必有畜血，屎虽硬，大便反易，其色必黑，宜抵当汤下之。"又"病人无表里证，发热至七八日，热则消谷善饥，至六七日不大便者，有瘀血，宜抵当汤主之。"仲景立此数方治畜血，而云小便自利，乃血证谛也。病人本因瘀热结在膀胱，即小便不利，但血逢瘀热淖溢②而并走于下，遂积聚于下焦，血积既多，阳气乃极，极则必反。阳气既消，阴乃来复，血遇阴气凝结如豚肝，其血常冷，膀胱为冷血所冰，乃渗漉易过，即小便自利也。故仲景曰："小便自利，血证谛也。"

病人有畜血证，若现余证而小便未利，是阳气尚盛而血未足也。即未可便投汤丸治之，候小便利，乃可投药。

凡治畜血证，抵当汤丸方中皆用虻虫、水蛭及桃仁之

---

① 小腹：墨本、珠本、长本作"少腹"。
② 淖（nào 闹）溢：浊烂泛溢。《广雅》：淖，浊也。

类，尽是破血药，若非此药则不能下之。今之用者往往投之太过，盖为不审其病之轻重与其人之老少强弱也。如遇畜血证与仲景方对，即可全用其法治之。若病势少轻，人又老弱，仿效抵当汤丸，别用破血药治之，亦可知此变通，庶免后患。

熙宁五年壬子①，长安②县君李氏，年六十余。自来瘦弱，患伤寒病至第九日变成畜血来召。及到胗③之，两手脉沉迟细力微，肤冷，小腹满，昏迷不省人事。再三询其所由来，其主病者云：自得病后服发汗药，至第六日喜④妄，发狂，至第八日身体冷，脐下满，昏迷失次⑤。既得此言，知为畜血证矣。又问病人曾遗小便否？曰：病后小便常不利。愚甚疑之。因用纸针内⑥其两鼻中，遂嚏数声。及令验之，小便已自利。余谓向来小便不利者，因其年老气弱不能降下也。若端坐候，小便自利，不以法验之，岂不后时也⑦。但血虽积聚日多，若投仲景抵当汤丸，虑药势太过。血下之后，尚有药之余力，因而损坏脏腑，变成血痢，大为后患。愚因别立地黄汤主之。连投之，其血大

① 熙宁五年壬子：公元1072年。熙宁，宋神宗赵顼年号（1068—1077）。

② 长安：古代著名都城。约位于今陕西西安与咸阳附近。

③ 胗：犹"诊"。本书同。墨本、珠本、长本作"诊"。

④ 喜：好；容易。

⑤ 失次：犹"失常"。

⑥ 内：纳。

⑦ 后时也：墨本、珠本、长本作"后时耶"。后时，失时。

伤寒微旨论

四四

下，次日乃愈。

元丰四年辛酉①，亲戚孙氏，妊娠第八月患伤寒，至五六日热极，第七日堕胎，不及半日恶露遂绝，至中夜②脐下满，喜妄，谵语。至次日两手脉沉细数，肤冷，小便自利，此畜血证具也。但病人年少，血气充盛。又因产畜血，深虑仲景抵当汤力薄。别处生漆汤，令服三次，共服药一升半。其血乃下，痛遂愈。今之医者治畜血病，依仲景方投抵当汤丸。若病热轻及病人年老气弱，其血大下之后，病虽得愈，往往下血不止。何况太平之人，五脏柔脆，苦③不任虻虫、水蛭之药，非仲景药之过也。乃医者不审其时代，又不量病人之强弱也。若参酌其病，能仿效抵当汤丸方，别立药治之，即免病人后患矣。今人才见畜血，将谓不可调治，即将抵当汤丸倍增而投之，或连绵而投之。畜血虽出，而虻虫、水蛭势力未尽，遂损坏肠胃，日夕疼痛，下血不止。至于不救者，十中八九矣。医者既见病人下血，云是脏毒，尚不知自己投药太过之罪也。又《盛衰论》篇云："胗有十度：形度、脉度、脏度、肉度、筋度、俞度、阴、阳、气、血，人病自具。"注云："胗备尽阴阳虚盛之理，则人病自知之。"又《五常政大论》篇云："大毒治病，十去其六；常毒治病，十去其七；小毒治

---

① 元丰四年辛酉：公元 1081 年。元丰，宋神宗赵顼年号（1078—1085）。

② 中夜：半夜。

③ 苦：墨本、珠本、长本作"若"。

病，十去其八；无毒治病，十去其九。无使过之，伤其正也。"若医者能参酌药力，量病投之，乃为良工矣。

病人七八日以后，两手脉沉迟细微，肤冷，脐下满，或喜，或妄，或狂躁，大便实而色黑，小便自利者，此畜血证也。若年老及年少气①虚弱者，宜地黄汤主之。

地黄汤

生地黄自然汁一升，或末二两重　生藕自然汁，如无，用小蓟汁半升，再无②，用小蓟末一两　虻虫二十个，去足翅，麸炒黄桃仁半两　蓝叶③一握，切，令干作末　水蛭十个，麸炒　干漆半两，炒烟尽　大黄一两，剉，如骰子大

上药入水三升半，慢火熬，及二升以来放冷，分三服④。投一服，至半日许，血未下，再投之。此比抵当⑤丸力势甚轻，如无地黄与藕汁，计升数添水同煎。

病人七八日后，两手脉沉细而数，或关前脉力大，脐下满，或狂走，或喜妄，或谵语者，不大便，小便自利。若病人年少气实，血凝难下，恐抵当汤丸力不能及之，宜生漆汤主之。

生漆汤

生地黄汁一升，如无，用三两半　大黄二两，剉　犀角半两

桃仁三十个

上药用水三升，好酒一升，慢火熬及三升以来，倾出，滤去滓，再入锅内，点①生光漆一②两半，再熬至二升，即住火，净滤③，去滓，放冷，分作三服，每投一服。候半日许，血未下，再投一服。候血下，即止后服。如无生地黄汁，更添水一升同煎。

阴黄证篇

伤寒病发黄者，古今皆为阳证治之。往往投大黄、栀子、柏皮、黄连、茵陈之类，亦未尝得十全。愚每于怀、卫二郡④，其病伤寒人有黄证，风俗相传，多以新汲水浴之。其病有愈者，有不愈者。又于邢、磁二郡⑤间，病伤寒人有黄证，风俗相传，以热汤浴之。或以汤渍布搭其胸腹，或以汤盛瓢中，坐在脐下熨之。其病亦有愈者，有不愈者。其医流莫能知其不愈之故。见此二端，愚深惑之。

① 点：一点一滴地倒入。
② 一：原无，据墨本、珠本、长本补。
③ 净滤：即滤净。
④ 怀卫二郡：怀，古怀州。北魏天安二年（467）置。治所在野王，隋代改名河内，今河南省沁阳市。卫，古卫州。北周宣政元年（578）置，隋代改卫州为汲郡，唐代复为卫州，宋代称卫州，治所在汲县（今河南省卫辉市）。墨本、珠本、长本"郡"后有"间"字。
⑤ 邢磁二郡：邢，古邢州，隋开皇十六年（596）置。治所在龙冈，北宋末改名邢台（今河北省邢台市），金代复为邢州。磁，古磁州，隋开皇十年（590）置慈州，唐代改"慈"为"磁"。治所在滏阳（今河北省邯郸市磁县）。

且黄病既为阳证，何故以汤浴之？既有得愈者，岂不谓治黄病有证者乎。尝遍讨①诸医书，并无热药治黄病及无治阴黄法。且仲景治《伤寒论》辨阳明病脉者，"伤寒发汗已，身目为黄，所以然者，寒湿在里不解故也，不可以下之，于寒湿中求之"。仲景只云"于寒湿中求之"，即不曾别立方药。后有《伤寒类要》②治黄疸门中："夫热发黄已久，变成桃花色，心下有坚，呕逆，不下饮食，小便极赤少，四肢逆冷，脉深沉极微细迟者，不宜服茵陈汤。使下必变哕也，宜与大茵陈汤③除大黄，与生地黄五两。服汤尽，消息④看脉小浮出，形小见，不甚沉微，便可治也。脉浮见者，黄当明，不复桃花色。浮，指下自觉也。"⑤此《类要》中但只云脉浮大可治，脉沉细不可治。又于本卷治阴黄门中，《病源》阴黄候："阳气伏，阴气盛，热毒加之，故身面色黄，头疼而不发热者，名为阴黄也。"《论》中虽称阳伏阴盛，即可服茵陈散。方内却用茵陈、大黄、栀子、黄连、紫雪之类，亦皆寒药，却与本病相违。且阴黄者，乃心病也。心火为湿所折，即遍身发黄，与伤寒黄

---

① 讨：查究。

② 伤寒类要：医籍名。宋代儒医高若讷（字敏之）著，已佚。部分文字见于《证类本草》《永乐大典》等。

③ 大茵陈汤：据《千金要方·伤寒发黄》，由茵陈、黄柏、大黄、白术、黄芩、栝楼根、甘草、茯苓、前胡、枳实、栀子组成，主治内实热盛发黄。

④ 消息：斟酌。

⑤ 夫热发黄……指下自觉也：语本《千金要方·伤寒发黄》。

病异矣。伤寒病发黄，本自脾弱，水来凌犯。又胃中空虚而变为黄，是与阴黄不同耳。病人始于二三日，务求汗下为胜。或服发汗温中药太过，加以厚衣盖覆，仍于阴湿不通风处坐卧。或以火劫之，变为黄病，此乃阳黄也。当投寒药以治之，药证①仲景《论》中悉具。

病人三五日后，服下药太过，虚其脾胃，亡津液，引水浆，脾土为阴湿加之，又与暑相会，至第六七日变为黄病，此乃阴黄也。当投汤药治之，治法具在后说。

病人六七日，两手脉沉迟微细②，肢体逆冷，皮有粟起，时或呕吐，舌上白胎，身发黄，烦躁，欲于泥水中卧，小便赤少。医者见病人黄生，更不审察脉理，便投寒药，其病愈甚。愚因是而别撰成治阴黄病证并方六七首，凡十余年不逢病阴黄者，自疑无凭。

元丰二年己未六月中，淦阳③人赵宗颜病伤寒，至六七日发黄来召。及到胗之，其脉沉细迟无力，皮肤凉，发躁，欲于泥水中卧，喘呕，小便涩。再三问病人曰："得非服下药太过乎？"病人曰："然。"予见此深喜之，此乃阴黄也。先投茵陈橘皮汤，不及剂，喘呕止。次日投小茵陈汤半剂，脉微出，不欲于泥水中卧。次日又投茵陈附子汤半

---

① 药证：此指方剂的适应证。

② 微细：墨本、珠本、长本作"细微"。

③ 淦阳：当是滏阳之误。滏阳，古县名。北周析临水县置，以城在滏水之阳，故名。明洪武初省入磁州。北周为成安郡治，隋唐以后为磁州治。属今河北省邯郸市磁县一带。

剂，四肢发热，小便二三升，当日中大汗。

元丰五年壬戌五月中，淦阳赵埙秀才病伤寒，亦是医者投下药太早，又投解利凉药过剂，至六七日转发黄病，至第七日来召。及到胗之，两手寸脉不见，关尺脉沉迟细微，腹满，小便涩，四肢遍身冷，面如桃花，一身尽黄。先投茵陈茯苓汤半剂，小便得利。次服茵陈四逆汤，脉出，四肢热，目中黄先退，次日大汗。当年似此证者十余人，不能一一写录。愚向日①所思，阴黄病处方六首，初虑不能为用，今既治数人皆得中病，不可不传焉。

伤寒病，尝校之。每遇太阳或太阴②司天岁，若下之太过，往往变成阴黄。何故如是？盖因辰戌岁，太阳寒水司天，寒化太过，即水来犯土。丑未岁，太阴湿土司天，土气不及，即脾气虚弱，又水来凌犯多变。斯证也，医者宜审察之。

茵陈茯苓汤，治病人五六日，脉沉细微，身温，四肢冷，小便不利，烦躁而渴者。

茯苓　桂枝各一两　猪苓三分　滑石一③两半　茵陈蒿二两

上为末，水四升，煮取二升。去滓，放温，分作四服。如脉未出，加当归半两。

---

①　向日：往日，从前。
②　太阳或太阴：墨本、珠本、长本作"太阴或太阳"。
③　一：原无，据墨本、珠本、长本补。

茵陈橘皮汤，治病人脉沉细数，身热，手足寒，喘呕，烦躁不渴者。

橘皮　生姜　茵陈蒿各一两　白术一分　半夏　茯苓各半两

上为末，水四升，煮取二升。去滓，放温，分为四服。

小茵陈汤，治病人脉沉细迟，四肢及遍身冷。

附子一个，破作八片　甘草一两　茵陈蒿二两

上为末①，水二升，煮取升半，去滓，放温，分作三服。

茵陈四逆汤，治病人脉沉细迟，肢体逆冷，腰以上自汗出。

甘草　茵陈蒿各二两　干姜一②两半　附子一个，破八片

上为末，水四升，煮取二升。去滓，放温，作四服。

茵陈附子汤，治病人服茵陈四逆汤，身冷③，汗出不止者。

附子二个，破八片　干姜　茵陈蒿各两半④

上为末⑤，水二升，煮取升半。去滓，放温，分作

---

①　为末：墨本、珠本、长本作"杵为细末"。茵陈四逆汤方后同。

②　一：原无，据墨本、珠本、长本补。

③　身冷：墨本、珠本、长本作"身如冷"。

④　干姜　茵陈蒿各两半：墨本、珠本、长本作"干姜一两半　茵陈蒿一两半"。

⑤　为末：墨本、珠本、长本作"为细末"。

三服。

茵陈茱萸汤，治病人附子汤证尚未退及脉伏①者。

吴茱萸　木通各一两　干姜　茵陈各两半　当归三分
附子二个，作八片

上为末，水四升，煮取二升。去滓，放温，分作
四服②。

劳复证篇

伤寒病大汗后，余热未尽，或饮酒，或食肉，或吃热
食太过，与热毒相逢，便成劳复③之患。《热论》篇曰："热
病已愈，时有所遗者何也？岐伯曰：诸遗者，热甚而强
食，故有所遗。若此者，皆病已衰而热有所藏，因其谷气
相薄，两热相合，故有所遗也。帝曰：治遗奈何？岐伯
曰：视其虚实，调其逆从，可使必已矣。"又"岐伯曰：
病热少愈，食肉则复，多食则遗，此其禁也。"注云："是
所谓戒食劳也。热虽少愈，犹未尽除，脾胃气虚，未能消
化，内坚食驻，故热复生。复，谓复旧病也。"④ 仲景《伤

① 脉伏：墨本、珠本、长本作"脉浮"。
② 四服：墨本、珠本、长本作"三服"。
③ 劳复：因劳累致复发的病证。
④ 是所谓戒食劳……谓复旧病也：语见王冰《素问·热论》注文。
"内坚食驻"，王冰注文作"肉坚食驻"，当是。驻，停留。

寒论》："大病差①后，劳复者，枳实栀子汤。"又"伤寒差已后，更发热，小柴胡汤主之。""脉浮，以汗解之。脉沉实，以下解之。"又"大病差后，喜唾，久而不了了，胸上有寒，当丸药温之，宜理中丸。"

病人大病差后劳复者，多是因热所致，即再成传汗之疾②。其间有胃中寒者，只可与温中药，即更不传汗也。温中药者，可用《温中篇》内七物理中丸，或温中汤可也。

病人大病后劳复者，才二三日以后，脉沉实，若寸脉差大于关尺脉，或寸关尺脉三部力停，皆可下之。况劳复病只有失下，并无下之太早，亦无下之太过，何者？盖胃中有瘀热在也。更与热饮食相合，若下之晚及下药力少时，虽得汗，汗罢必成劳复，至于三四发也。

病人二三日以后，服下药毕，至第八九日未汗，才见有证，即便宜下之。不可后时③也。凡治劳复患，投下药不得与伤寒初受病人一法治之也。

病人若因饮食所劳伤，复至第二三日，④两手脉沉实有力，或寸脉力大于关尺脉，或胸已上溅然汗出者，当急下之，宜大承气汤。如一服下利未快，即再作调胃承气汤

---

① 差：义同"瘥"，病愈。

② 传汗之疾：指传变为发热汗出为主的病证。

③ 后时：原作"候时"。据墨本、珠本改。后时，失时。

④ 病人若因……第二三日：墨本、珠本、长本作"病人若因饮食所劳复，伤至第二三日"。

服之。并用仲景方。

病人劳复，三四日以后，两手脉沉数大有力，或发热、烦躁、咽干而渴，或面尘、齿垢，或目中及遍身皆发黄者，宜丹砂丸主之。

丹砂丸

丹砂水飞过　马牙硝各半两　砂石一两　麦门冬去心　犀角各三钱　金箔方寸许，三十片

上合研匀，用湿纸裹烂粳米饭，于溏火①内烧，纸干为度，和前药丸如弹子大。每服一丸，砂糖水化下。如黄甚者，煎茅根汤，放冷，入砂糖一块如枣大，同化下。如黄未退，来日再服之。

病人用承气汤下之后，至四五日，两手脉沉数有力，或潮热，或谵语者，更宜下之，或再投承气汤。又谓胃中若不甚实，宜用丹砂散下之。

丹砂散

丹砂一粒　腻粉一钱，气弱年老人减半

上合研匀，用桃柳心②共一把许，细切，研烂，纽取自然汁。入砂糖一块如枣大，更入新汲水，通前成半盏，化前药下之。如经一昼夜不利动③，再作服之。此药奇妙，不得与寻常下药为比也。如冬月无桃枝、柳条，用生地黄

① 溏火：当是糖煨火的简称，带火的灰。"溏"疑为"糖"之形误。陆羽《茶经》："中置一器，贮糖煨火，令煴煴然。"
② 桃柳心：分别指桃树的嫩叶与柳树的嫩叶。
③ 利动：犹活动。

一两、剉碎，水一升，煎取半升化药服。

凡中诸药毒者，用新铜钱一个，口内含之一二时辰许。如钱色黑是中毒，验也。用丹砂一粒，腻粉一钱，砂糖一块如枣大，同研匀。以蓝叶取自然汁化下。日一服，重者不过三服，当下血如豚肝也。如无蓝叶汁，只用蓝叶末三钱匕，入在药内，以东流河水同调下。

凡小儿阳痫①，潮搐②，涎盛及角弓反张者，量大小，每用丹砂丸一粒，分作三服，只用砂糖水化下。如要利动，每服入腻粉，量少许，同化下。此药极有神效，今特录示诸病于此者，恐医流误治伤寒汗下、畜血、黄病及劳复也。

---

① 阳痫：病证名。病证之偏于阳热者。《诸病源候论》卷四十五："病先身热，瘛疭，惊啼唤而后发痫，脉浮者为阳痫。"

② 潮搐：定时发生的抽搐。

后　序

　　愚闲览贾祐①辈治伤寒病之说，未尝不废卷而叹焉。其间全不明脉之寸尺，有阴阳虚盛之端。证有浅深，分温解汗下之趣。深昧岁中之气候，不分药力之轻重，而医者家传执为良法。若病人逆从遇治，即陷横殃。此去仲景之意亦已远矣。因兹别撰成《伤寒微旨论》二卷，共二万余言。以文理疏略，意识浅昧，虽不足助知者之观，但窃通其俗用耳。但今之医流，十中八九为俗人所主也。其先进名医勿为轻笑，盖向趣②不同，后进好学者，幸少留心，庶病无坏证。其间虽有误改仲景《伤寒论》内一二法，非敢好异，固欲更张，但少③明其传写谬妄尔。韩祗和再序。

---

　　① 贾祐：宋代医家，武昌江夏（今湖北省武汉市）人。庆历年间（1041—1048）著《伤寒纂要》三卷，又撰《人神论》一卷，《诊脉须知》三卷。

　　② 向趣：志向，兴趣。

　　③ 少：稍许。

附　录

戒桂枝汤篇①

治伤寒病发表药，无出仲景桂枝汤，最为古今发表药之精要。于今时之用，即十中五六变成后患。非药之过，乃医流不知其时也。尝观主医者于霜降后，立春以前，天气寒列②，用桂枝汤发表，尚有鼻衄、狂躁、咽中生疮之患，甚者至于发斑、吐血、黄生③，岂是药之过剂？盖人之肌体阳多，不能任其热药，况乎春之时矣？

夫用药之法同时而异方者，因贵贱忧乐不同耳。况太平与乱世之人，岂可一概而治之耶？《素问》立《异法方宜论》，乃是随五方④风俗而调治也。故《礼记·王制》篇云："五方之民，言语不通，嗜欲不同，达其志，通其欲。"《著至教论》云："足以治群僚，不足以治王侯。"注云："布衣与血食⑤，主疗亦殊矣。"《方盛衰论》云："论必上下，度民君卿。"注云："度量民及君卿，三者调养之殊

---

① 戒桂枝汤篇：本篇辑自《永乐大典》卷3614。

② 列：通"冽"，寒冷。《方言》卷二："燕代朝鲜冽水之间曰盰。"戴震疏证。

③ 黄生：黄疸出现。

④ 五方：指东、西、南、北、中5个方位。

⑤ 血食：吃鱼肉之类荤腥食物。此指吃鱼肉荤腥食物的贵族。

异，何者？忧乐若分，不同秩①也。"此同时之人尚分忧乐，何况异世人乎？且仲景本建安人也。汉末之际，兵革未尝少息，居民无逸乐之聚，故嗜欲寡，滋味薄，则人之精气充实，邪毒难犯。虽有伤寒之病，非桂枝汤不能发表。方今之时，太平久矣。居民忧逸②相传，近及数世。恣酒嗜欲，耗散精血，筋骨柔脆。其于豪贵之家，多是服芳草石药，为养命之术。因兹肌体之间，阳气多而阴气少。阳气既多，时遇邪气为害，若投至热药发表，足可以助阳为病，兹知其桂枝汤不可容易与人服也。戒之哉！戒之哉！假令居村落，少近乎市井之人，有伤寒病，若参酌其桂枝令服之，往往中病者，盖肌体充实可服之。若与市人一法治之，则成后患，况富贵之人乎？且仲景《伤寒论》内桂枝难投，而承气可用者何？盖谓太平之人，禀受阳气多及脏腑柔脆，故热药成患，而寒药可用也。医者宜加深察焉！

辨桂枝葛根麻黄汤篇③

余每览仲景《伤寒论》辨太阳病证第一方云："太阳中风，阳浮而阴弱，汗自出，啬啬恶寒，淅淅恶风，翕翕发热，鼻鸣干呕者，桂枝汤。"又本证第三方云："太阳病，

---

① 秩：官吏的职级、俸禄。此指境遇、待遇等。
② 忧逸：安闲。忧通"优"。
③ 辨桂枝葛根麻黄汤篇：本篇辑自《永乐大典》卷3614。

项背强几几，反汗出恶风者，桂枝加葛根汤主之。"又辨太阳病证第一方云："太阳病，项背几几，无汗恶风者，葛根汤主之。"及本证第五方："太阳，头痛发热，身疼腰痛，骨节疼痛，恶风，无汗而喘者，麻黄汤主之。"今详此数方中，形证颇不相顺①，及药味似不对病，非先贤之误，盖年代深远，或编简脱漏，或传写讹谬也。愚敢以短见②，少③开其意尔。

本方云："太阳中风，阳浮而阴弱。阳浮热自发，阴弱汗自出。"即未明此阴阳二字作何分别。况伤寒病脉浮为阳，有可汗者。今脉既浮，何必更言阳浮？若将寸脉盛为阳浮发热，即阳脉盛不可汗之也。若言阴弱自汗出者，阴脉既弱，阳脉当盛，岂可自汗出也？须是三部脉浮，寸脉短少，为阴盛自汗出也。今欲改正此一条，云："太阳中风，三部脉浮紧数，关前寸脉短为阳虚，关后尺脉大为阴盛，常自汗出，啬啬恶寒，淅淅恶风，鼻鸣干呕者，宜桂枝汤。"一方云："太阳病，项背强几几，反汗出恶风者，桂枝加葛根汤。"一方云："太阳病，项背几几，无汗恶风者，葛根汤主之。"此二方内药味俱同，何故变其名也？本方下新注云："太阳中风自汗用桂枝，伤寒无汗用麻黄。"

---

① 顺：合理。

② 短见：浅薄的见识。此表示谦虚。

③ 少：犹"小"。

今证云："汗出恶风，而方中有麻黄，恐非仲景本意。"① 又云："桂枝加葛根，恐是桂枝中但加葛根耳。"今时贤添此注解，但只据二方中药味相同，故特立新意，并不分形证阴阳之异，却将有汗恶风与无汗恶风，同法治之，义可疑焉。病人有汗恶风，三部脉浮，寸脉力小为阳虚，尺脉力大为阴盛，可用桂枝汤，或桂枝加桂。病人无汗恶风，三部脉浮，寸关尺皆有力，为阴阳气俱盛，其桂枝汤可去桂、枣，加葛根、麻黄服之，如此则使后人不惑尔。

一方云："无汗恶风，用葛根汤。"又云："无汗恶风，发热身疼痛而喘，用麻黄汤。"今据麻黄汤方云，却于葛根汤方内去葛根、芍药、枣、姜四味，甘草减半，加杏子七十个为治法。且本《论》云"无汗恶风，发热身疼痛而喘者"，此一证似不相类。况病人无汗恶风，是阴阳气俱盛。今证却云恶风又发热，即是寒热往来，当与小柴胡汤。若无汗发热，即阳气独盛，何故于葛根汤方内去芍药，减甘草？况伤寒证中只有二证，一则言有汗、恶风、发热、身疼痛，病证内去恶风二字，改作病人无汗、发热、身疼，葛根汤去桂枝、麻黄、枣服之，若喘加杏子七十个，乃为顺耳。况本卷第七方云："汗漏不止、憎风者，桂枝加附子。"此是阴气独盛，当加附子耳。今改此证。又云："无汗、发热、身疼，即是阳气独盛，当于葛根汤内

---

① 太阳中风……仲景本意：语本《伤寒论·辨太阳病脉证并治上》林亿注文。下文同。

去桂枝、麻黄、枣三味为是。"一方云:"太阳中风用桂枝。"又云:"太阳病,汗出恶风,桂枝加葛根。"若谓汗出恶风证,重于中风证,于桂枝汤更加麻黄葛根汤。况此二味药力全不胜桂枝。若为汗出、恶风证重于中风证者,即当于桂枝汤内去桂枝加麻黄根也。今可改此二证。一方云:"太阳中风,如恶风用桂枝。"一方云:"太阳病,自汗出不止及恶风者,桂枝加姜、枣,或加桂枝是也。"且医者治伤寒病,投表药者,全不分别有汗恶风、无汗恶风及无汗发热。若能晓此三证及辨脉浮沉中之阴阳,何患乎治病之不愈也?《脉要精微论》云:"诸过者切之""阳气有余为身热无汗,阴气有余为多汗身寒,阴阳有余则无汗而寒"。注云:"阳余无汗,阴余身寒,阴阳有余则无汗而寒。"今将此条为证者,然宗派殊异,而理趣颇同。故特引而为解也。

佚　文

　　本次整理过程中发现了韩氏除今本《伤寒微旨论》之外的佚文，主要见于明代刘纯《伤寒治例》、朱橚《普济方》、王肯堂《伤寒证治准绳》、汪机《伤寒选录》、张卿子《张卿子伤寒论》、清代陆懋修《伤寒论阳明病释》、沈金鳌《伤寒论纲目》等。摘录于下（为更好地理解佚文，原书相关内容一并摘录）：

刘纯《伤寒治例》

《烦躁》：

　　烦为扰，扰而烦。躁为愤躁之躁，邪气在里。烦为内不安，躁为外不安。有因火劫，有阳虚，有阴盛兼结胸者死。无求子曰：脉洪实或滑，小便赤者，阳躁也。脉微，手足逆冷，大小便利者，阴躁也。

　　灸　伤寒六七日，脉微，手足厥冷，烦躁，宜灸厥阴穴。

　　扶阴泄热　少阴，躁不得眠，黄连鸡子汤。《总录》云：鸡清散治烦躁，闷乱。绛雪治狂躁发热。大安丸、凝水石丸治狂躁闷乱。韩氏云：不甚实，丹砂丸。轻者，朱砂安神丸。

《战栗》：

　　（战栗）为病欲解也。战为正与邪争，争则为鼓栗而战。振但虚而不至争，故止从行动而振也。栗为心战，战外为栗内，皆阴阳之争也。战者，正气胜。栗者，邪气胜也。

助阳　具前。

温经散寒　具前桂枝白术甘草。

救逆　韩氏治汗下后战，与救逆汤。微减，与羊肉汤，再投而战解。

《阴证似阳》：

烦躁面赤，身热，脉反沉微。

韩氏《微旨》曰：面色虽见阳证，盖是阳在上焦，其下二焦阴色已盛。若调理得下焦有阳，则上焦阳气必下降也，上焦虽见阳证，其势泄于下焦也。

朱橚《普济方》卷一四四《伤寒门·伤寒后虚羸（附论)》

羊肉汤方

……

韩氏曰：产脱血虚者，宜用羊肉汤。伤寒汗下太过，亡阳失血，则用救逆，效必迟矣。与羊肉汤，为效神速。病人面色虽见阳，是客热上焦，中下二焦阴气已盛。若调得下焦有阳，上焦阳气下降丹田，知所归宿矣。气有高下，病有远近，证有中外，治有轻重，各适其所为。病八九日，汗下太过，二脉沉细无力，多蜷足卧，恶闻得人声，皮有粒，时战如疟，宜羊肉汤主之。

当归　白芍药各一两　黑附子四钱，炮裂，去皮脐　龙骨

半两，烧通赤　生姜二两　牡蛎一两，烧赤　桂枝七钱半

上为粗末，每服二两。羊肉四两，葱白五寸，去黄心，同剉烂。以水五升，一升今之大盏也。熬至一半，以绢滤，绞去滓。分三服饮之。

王肯堂《伤寒证治准绳》卷五《合病并病汗下吐后等病·振战栗》

韩　汗下后战者，与救逆汤。微减，与羊肉汤。再投而战解。若阴气内盛，正气大虚，心栗鼓颔，身不战者，遂成寒逆，宜灸之。或用大建中汤。仲景治尸厥战而栗者，刺期门、巨阙。

汪机《伤寒选录》

卷四《振战栗三十二》：

太阳病，二日反躁，反熨其背而大汗出，大热入胃，胃中水竭，躁烦必发谵语。十余日振栗而自下利者，为欲解。

附余：韩氏曰：汗下后战者，与救逆汤。微减，与羊肉汤。再投而战解。若阴气内盛，正气大虚，心栗鼓颔，身不战者，遂成寒逆，宜灸之。或用大建中汤。仲景治尸厥战而栗者，刺期门、巨阙。

卷五《阴证似阳八十七》增入：

此证大率以脉为主，诸数为热，诸迟为寒。若虚阳上膈发烦躁，误以为热，反与凉剂，则反成大病矣。四逆汤加葱白散。

《医林》曰：烦躁，面赤，身热，脉反沉微也。

韩氏曰：面色虽是阳证，皆是阳在上焦。其下二焦阴气已盛，若调理得下焦有阳，则上焦阳气必降而下。上焦虽见阳，其热泄于下焦也。

又曰：脉沉细属里，而当温散。凡热而脉沉为阳经虚。

《张卿子伤寒论》卷三《辨太阳病脉证并治第六·栀子干姜汤方》

衄家不可发汗，汗出必额上陷脉急紧，直视，不能眴，不得眠。

衄者，上焦亡血也。若发汗则上焦津液枯竭，经络干涩，故额上陷脉急紧。诸脉者，皆属于目。筋脉紧急则牵引其目，故直视，不能眴。眴，瞬，合目也。《针经》曰：阴气虚则目不瞑，亡血为阴虚，是以不得眠也。韩氏云：此人素有衄血证，非伤寒后，如前条之衄也，故不可发汗。

陆懋修《伤寒论阳明病释》卷四

身无汗则热不得越，小便不利则热不得降。韩祗和。

沈金鳌《伤寒论纲目》卷二《振战栗》

【纲】仲景曰：问曰：病有战而汗出，因得解者。何也？答曰：脉浮而紧，按之反芤，此为本虚，故当战而汗出也。其人本虚，是以发汗。以脉浮，故当汗出而解。若脉浮而数，按之不芤，此人本不虚。若欲自解，但汗出耳，不发战也。

【目】韩祗和曰：汗下后战者，与救逆汤。微减，与羊肉汤，再投而战解。若阴气内盛，正气大虚，心栗鼓颔，身不战者，遂成寒逆，宜灸之。或用大建中汤。仲景治尸厥战而栗者，刺期门、巨阙。

校注后记

一、作者生平考

韩祗和，北宋人，《宋史》无传。其名在目前能够见到的文献中记载不一，《永乐大典》作"韩祗（qí 其）和"，《中国医籍考》(1956 年版) 等亦作"韩祗和"。《宋以前医籍考》《中国医籍通考》等作"韩祗（zhī 只）和"。《四库全书》文渊阁本《伤寒微旨论·提要》作"韩祗和"，《后序》作"韩祗和"，两者并用。从字义看，"祗"有恭敬之意，"祇"有地神之意，似乎前者更适合与"和"联用。且严器之《伤寒明理论·序》作"韩祗和作《微旨》"，王履《医经溯洄集》作"韩祗和著《微旨》一书"。大都称"祗和"，故当以"韩祗和"为妥。造成讹误的原因，当是字形相近误抄所致。

韩祗和生平史书没有记载，严器之、王履只是提到韩祗和姓名，无事状记叙。陈振孙《直斋书录解题》称本书"不著作者，序言元祐丙寅（1086），必当时名医也，其书颇有发明"。四库全书本《伤寒微旨论·提要》称"祗和实北宋名医，以伤寒为专门者。特《宋史·方技传》不载，其履贯遂不可考耳"。

《中医大辞典》载：

北宋医家。精心研究伤寒学，于 1086 年（哲宗元祐元年）著《伤寒微旨论》二卷，专门辨析《伤寒论》的辨证用药，间附方论，对仲景学说颇有发挥，受到后世医家的推崇。

《中医人物词典》载：

宋医学家。擅治伤寒，推阐张仲景之旨，变通其间。论伤寒辨脉及汗下温等治法，颇有发明。撰有《伤寒微旨论》两卷（1086 年），辨析《伤寒论》辨证用药理论。原书已佚，有《永乐大典》辑录本。后世医家多推崇，但王履谓其将温暑作伤寒。

陈振孙《直斋书录解题》提到本书序言（已佚）作于元祐丙寅（1086）。《伤寒微旨论》正文多次提到朝代与年号，分别为"仁宗朝"（1023—1063）、"至和初岁"（1054）、"熙宁五年壬子"（1072）、"元丰四年辛酉"（1081），均系北宋年间。《温中篇》称"尝校雠，自至和初岁迄于今三十余年"，与所出现的年号相符。跨宋仁宗赵祯、英宗赵曙、神宗赵顼、哲宗赵煦等多朝，说明韩祇和为北宋医家。正文中又多次出现其行医区域，主要有"怀、卫二郡""邢、磁二郡""滏阳"（滏阳）等。相当于今河南、河北省所属的区域。故推测其主要生活于今河南、河北一带。

二、版本流传考

《伤寒微旨论》成书于北宋元祐元年（1086）。自韩祇和编著《伤寒微旨论》至清代乾隆年间《四库全书》整理者从《永乐大典》辑复凡六百余年,《伤寒微旨论》当在社会上流传。宋金时期严器之《伤寒明理论·序》称"韩祗和作《微旨》"。元王好古《阴证略例》《医垒元戎》收有《伤寒微旨论》的内容,元末明初王履的《医经溯洄集》称"韩祗和著《微旨》一书",并对其学术思想进行评论。明楼英《医学纲目》、王肯堂《伤寒证治准绳》也收有《伤寒微旨论》内容,陶华《明理续论·序》称"韩祗和《微旨》""有功于仲景"。但到清乾隆年间已不见传本,故散佚于何时已难考。

今本《伤寒微旨论》是清代乾隆四十六年(1781),《四库全书》整理者从《永乐大典》辑复而成。整理者称"检《永乐大典》各卷内此书散见颇多,每条悉标韩祗和之名"。"王好古《阴证略例》中间引其文而原本久佚,今采掇荟粹,复成完帙,谨依原目,厘为上下二卷","书凡十五篇,间附方论"。书末有韩祗和"再序",但无陈振孙《直斋书录解题》提到的作于"元祐丙寅"的序言。这是第一次以官方名义对《伤寒微旨论》进行的整理。此次整理具有十分重要的意义,使已经散佚的《伤寒微旨论》重新得以面世,为后人整理学习研究提供了较为完整的宝贵资料。

《伤寒微旨论》于清乾隆四十六年九月校讫进呈,并随《四库全书》抄写颁行。清嘉庆年间,常熟藏书家张海鹏(字若云,一字子瑜)辑刊丛书《墨海金壶》,《伤寒微旨论》入选，刊刻时间是嘉庆十三年（1808）。清道光年间（1821～1850），金山藏书家钱熙祚（字锡之，一字雪枝）辑刊丛书《珠丛别录》，又将《伤寒微旨论》收录。清咸丰四年（1854），浙江新昌藏书家庄肇麟（字木生）"过客轩"刊刻《长恩书室丛书》又收录本书。此后又有清同治皖城刻本（附《旅舍备要方》）（藏湖州嘉业堂藏书楼）、清袁氏贞节堂抄本（藏上海图书馆等）、清刻本（藏宁波市图书馆）等。此外，尚有1914年上海千顷堂书局石印本。此书还被收录于《半亩园丛书》、《求志居丛书》、《丛书集成初编》、《豫恕堂丛书》（写样本）、《珍本医书集成》等丛书。

据《中国中医古籍总目》载：吉林省图书馆藏有《伤寒微旨论》"清初收桑榆山馆抄本"。经实地调研发现该抄本据浙江新昌藏书家庄肇麟《长恩书室丛书》本抄录。封面题书名《伤寒微旨论》及"宋韩祗和撰""收桑榆山馆钞本"。首页有"四库全书馆从永乐大典采辑本""新昌庄肇麟木生氏校刊"字样，钤有"吉林省图书馆藏书"章，版心下栏刻"收桑榆山馆"字样。内容从《伤寒源篇》至《劳复证篇》，凡十五篇，无《后序》。

本次整理底本为清乾隆四十六年（1781）《（景印）文渊阁四库全书·伤寒微旨论》抄本，是目前现存最早的《伤寒微旨论》本子，由整理者从《四库全书》辑复。本次校勘所用为北京大学图书馆编印、中医古籍出版社出版

（1986 年版）的《（景印）文渊阁四库全书·伤寒微旨论》影印本。

由于底本是据《四库全书》辑录而成，受当时条件限制只辑录了 15 篇，没有反映原书的全部内容。1986 年萧源等编辑的《永乐大典医药集》由人民卫生出版社出版。《永乐大典》系明代永乐六年（1408）由朝廷组织修纂完成的大型类书。全书共 22877 卷，分装 11095 册，约 3.7 亿字，是我国文化史上的壮举。书中也收录了医药经典及宋元以来的医家著述，内容广泛，具有重大学术价值。但清代中叶以后，由于战火、盗窃、劫掠等原因，几乎散失殆尽。清代乾隆年间，朝廷组织编纂《四库全书》，经皇帝诏书恩准查用《永乐大典》，辑录了许多已经失传的重要古籍，其中古医籍约 20 种，《伤寒微旨论》为其中之一。白永波先生认为："《四库全书》所收近 20 种《永乐大典》本医书，系馆臣逐卷逐条由《大典》中辑出的。由于四库全书馆本身的各种弊端，造成了很多意想不到的谬误和大量的脱漏。对这批辑本，仍然需要重新进行校核与辑佚。"

本次整理者在查阅《永乐大典医药集》相关内容时发现，在"卷之三千六百十四"，《寒·太阳伤寒证》《伤寒论》原文"太阳中风，阳浮而阴弱，阳浮者热自发，阴弱者汗自出，啬啬恶寒，淅淅恶风，翕翕发热，鼻鸣干呕者，桂枝汤主之"后的小字注解中，有属《伤寒微旨论》

的《戒桂枝汤篇》《辨桂枝葛根麻黄汤篇》两篇佚文。《戒桂枝汤篇》前有"韩祗和《伤寒微旨论》"8 字，当属《伤寒微旨论》佚文无疑。由于是小字注文，颇不注目。其漏辑的原因，或许是"四库全书馆本身的各种弊端"，或许是因散在小字注解中不注目而遗漏。本次整理将其与中华书局 1960 年影印、1986 年重印的底本为明嘉靖（1522～1566）钞本、仿钞本等的影印版《永乐大典》相关内容进行了核对，作为新辑内容，作为附录排在书末。加上原"十五篇"及在《伤寒源篇》中发现的《伤寒受足经篇》（下文详述），计 18 篇，约 2 万余字。韩祗和《后序》称"《伤寒微旨论》二卷，共二万余言"，经本次整理应当说辑复了《伤寒微旨论》的大部分内容。

书末附有不见于今本《伤寒微旨论》的部分佚文，供读者学习研究。

三、部分内容考

本次整理在《伤寒源篇》中发现当属《伤寒微旨论》原文的《伤寒受足经篇》。内容如下：

《伤寒受足经篇》云：人身有十二经络分布上下，故手有三阳三阴，足有三阳三阴，手三阳者，太阳小肠也，阳明大肠也，少阳三焦也；三阴者，太阴肺也，少阴心也，厥阴心包络也。足三阳者，太阳膀胱也，阳明胃也，少阳胆也；三阴者，太阴脾也，少阴肾也，厥阴肝也。今伤寒之为病，只受于三阳三阴者何也？《热论》云："一日巨阳受之，头项痛，腰脊强。

二日阳明受之，阳明主肉，故身热，目疼而鼻干，不得卧。三日少阳受之，少阳主胆，故胸胁痛而耳聋。四日太阴受之，故腹满而咽干。五日少阴受之，故口燥，舌干而渴。六日厥阴受之，故烦满囊缩。"今《经》中论其伤寒病所传受，而不传于手之三阳三阴，古今未见其说焉。且人之生也，禀天地阴阳气，身半以上同天之阳，身半以下同地之阴。或四时有不常之气，阳邪为病则伤于手经也，阴邪为病则伤于足经也。故冬毒之气则中于足经矣。《易》云"水流湿，火就燥"是也。《太阴阳明论》："阳受风气，阴受湿气。"注云："同气相求尔。"又曰："伤于风者，上先受之，伤于湿者，下先受之。"注云："阳气炎上，故受风；阴气润下，故受湿。盖同气相合尔。"《至真要大论》云："身半以上，其气三天之分也，天气主之。身半以下，其气三地之分也，地气主之。"注云："当阴之分，冷病归之，当阳之分，热病归之。"《脉要精微论》云："故中恶风，阳气受之也。"以此为证，即寒毒之气只受于足之三阳三阴明矣。

全文约 455 字，通篇论述伤寒传足经不传手经的观点，内容与《伤寒源篇》不类，也不见于韩氏以前之古医籍，当是韩氏首创。考《永乐大典》引文体例，往往在所引书名后加"云"或"曰"字，如"庞安时《伤寒总病论》云""《和剂局方》曰"等。本篇"云"字当是辑录者所加，刊刻时误入《伤寒源篇》。若去掉"云"字，则与《伤寒微旨论》体例完全相符。故《伤寒受足经篇》内容当是《伤寒微旨论》原文。如果此说成立，则通过本次整理已辑复《伤寒微旨论》原文十八篇。

《温中篇》内容见于王好古《阴证略例》，夹有许多王好古注文。此篇当是由《四库全书》整理者从《阴证略例》辑复而来。正如《四库全书·提要》所说"王好古《阴证略例》中间引其文而原本久佚。今采掇荟粹，复成完帙。"凡文中属王好古注文的用小字编排。本次整理发现用小字编排的注文中有《伤寒微旨论》原文。内容如下：

病人若因服下药太过，两手脉沉细数，肢体逆冷，烦躁而渴者，此是阳气下陷入丹田，阴气厥逆满上二焦，故令人躁，此名阴躁也。医者见病人烦躁，又不询其端由，亦不详其脉理，便用凉药治之。凉药既下，病势愈甚，至于困极，不救者多矣。

病人因下之太过，两手脉沉迟细而无力，或遍身及四肢逆冷，烦躁而渴，引饮不休，好泥水中卧者，须用性热药治之。凡投性热药，皆须冷服。何故如是？盖为病人腹中阴气太盛，若投热药汤剂，即阴阳相争，药下即吐。须候汤剂极冷即投之。投之不吐者，以腹中阴气与冷饮相逢，即同气相从尔，故药下不吐也。药虽冷，久则必热。所谓始同而终异也。故醇酒冷饮，久即发热。假令投仲景四逆汤之类，一依前说。若病人不烦躁，即热药亦可温服之。若躁渴，引饮不休，虽伤冷，只好冷饮，同意。

此两段文字后有注文：

此一条本是阳证下之成阴，非阳气上行而躁。乃阳气下陷而躁，即同伏阳脉也。叔和云："短脉阴中有伏阳。"

海藏云：热药冷服，内有伏阳则可。若脉已虚，按之全无力，或病人素无所养，只可温服。不然阴气必不能酝酿回阳，利害非轻。

以上两段文字四库全书本、墨海金壶本、珠丛别录本、长恩书室丛书本均作小字注文，从内容、体例看当属《伤寒微旨论》原文。且王好古《阴证略例》此两段文字均作正文顶格编排，故本次整理改作正文编排。

四、佚文佚书考

本次整理发现了韩氏除今本《伤寒微旨论》之外的佚文（详见《佚文》）。现探讨如下：

刘纯《伤寒治例》见三处：《烦躁》篇在《伤寒论》厥阴病篇原文"伤寒六七日，脉微，手足厥冷，烦躁，宜灸厥阴穴"后有："韩氏曰：不甚实，丹砂丸。轻者，朱砂安神丸。"《战栗》篇有："韩氏治汗下后战，与救逆汤。微减，与羊肉汤，再投而战解。"《阴证似阳》篇有："韩氏《微旨》曰：面色虽见阳证，盖是阳在上焦，其下二焦阴色已盛，若调理得下焦有阳，则上焦阳气必下降也，上焦虽见阳证，其势泄于下焦也。"第一处当是注释《伤寒论》的文字，并提出治疗方剂。第二处羊肉汤出自《伤寒微旨论》，当属《伤寒微旨论》佚文。第三处明言"《微旨》曰"，当属《伤寒微旨论》佚文。《伤寒治例》"引用诸书诸家姓名"中有"韩祗和"，此三处内容当属可靠。

朱橚《普济方》卷一四四《伤寒门·伤寒后虚羸（附论）》有："韩氏曰：产脱血虚者，宜用羊肉汤。伤寒汗下太过，亡阳失血，则用救逆，效必迟矣。与羊肉汤，为效神速。病人面色虽见阳，是客热上焦，中下二焦阴气已盛。若调得下焦有阳，上焦阳气下降丹田，知所归宿矣。气有高下，病有远近，证有中外，治有轻重，各适其所为。病八九日，汗下太过，二脉沉细无力，多蜷足卧，恶闻得人声，皮有粒，时战如疟，宜羊肉汤主之。"并附有羊肉汤组成。羊肉汤出自《伤寒微旨论·温中篇》，《普济方》所载羊肉汤药物组成与《伤寒微旨论》同，部分药物剂量有出入，方后文字有异。但方剂出自《伤寒微旨论》无疑。此外，楼英《医学纲目》、王肯堂《伤寒证治准绳》、汪昂《医方集解》等均载此方，均说明来自韩祗和。

王肯堂《伤寒证治准绳》卷五《合病并病汗下吐后等病·振战栗》载："韩　汗下后战者，与救逆汤。微减，与羊肉汤。再投而战解。若阴气内盛，正气大虚，心栗鼓颔，身不战者，遂成寒逆，宜灸之。或用大建中汤。仲景治尸厥战而栗者，刺期门、巨阙。"文中的"韩"，当是指韩祗和。"汗下后战者，与救逆汤。微减，与羊肉汤。再投而战解。"与刘纯属《伤寒治例》所引同，当属《伤寒微旨论》佚文。

汪机《伤寒选录》卷四《振战栗三十二》有："附余：韩氏曰：汗下后战者，与救逆汤。微减，与羊肉汤。再投而战解。若阴气内盛，正气大虚，心栗鼓颔，身不战者，遂成寒逆，宜灸之。或用大建中汤。仲景治尸厥战而栗者，刺期门、巨阙。"（与王肯堂《伤寒证治准绳》同。）卷五《阴证似阳八十七》"韩氏曰：面色虽是阳证，皆是阳在上焦。其下二焦阴气已盛，若调理得下焦有阳，则上焦阳气必降而下。上焦虽见阳，其热泄于下焦也。"又曰："脉沉细属里，而当温散。凡热而脉沉为阳经虚。"从内容看当是对"阴证似阳"的阐发。

《张卿子伤寒论》卷三《辨太阳病脉证并治第六·栀子干姜汤方》载：《伤寒论》原文"衄家不可发汗，汗出必额上陷脉急紧，直视，不能眴，不得眠"后有："韩氏云：此人素有衄血证。非伤寒后。如前条之衄也。故不可发汗。"从内容看当属注文。丹波元简《伤寒论辑义》卷二《辨太阳病脉证并治中》、山田正珍《伤寒论集成》卷三均有此条韩氏相同注文。

陆懋修《伤寒论阳明病释》卷四有："身无汗则热不得越，小便不利则热不得降。韩祗和。"《伤寒论阳明病释》卷四为陆氏收集后世医家有关阳明病的注文，从内容看当是韩祗和注释《阳明病》篇原文 199 条"阳明病，无汗，小便不利，心中懊侬者，身必发黄"的注文。

沈金鳌《伤寒论纲目》以仲景原文为纲，后世医家注文为目，间附己见，阐发仲景意旨。自序称：

廿年来，余专读伤寒书至百余家，人各一说，不胜繁冗驳杂之虑。倘欲学人如是以为业，恐白首不获所据。不如是以为业，又空空罔所识知。乃不揣著为《纲目》一书，循六经之次，析各款之繁，以仲景论为纲，历代诸家之语足以阐明仲景者为目。庶览是书者可寻流溯源，而晓然于仲景之旨矣。

《伤寒论纲目》有多处标为"韩祗和"的注文，主要见于卷二《振战栗》，卷三《胸胁腹胀满痛》，卷四《咳嗽》《悸》，卷五《鼻衄》，卷六《盗汗》，卷七《温疫》，卷九《吐》，卷十《发黄》，卷十一《少阳经症·头痛》，卷十二《呕》，卷十四《少阳经症·少阴经脉》，共14段注文（卷三《胸胁腹胀满痛》篇3段）。经查核辨别，大部分属张冠李戴，现作如下探讨：

卷二《振战栗》：

【纲】仲景曰：问曰：病有战而汗出，因得解者。何也？答曰：脉浮而紧，按之反芤，此为本虚，故当战而汗出也。其人本虚，是以发汗。以脉浮，故当汗出而解。若脉浮而数，按之不芤，此人本不虚。若欲自解，但汗出耳，不发战也。

【目】韩祗和曰：汗下后战者，与救逆汤。微减，与羊肉汤，再投而战解。若阴气内盛，正气大虚，心栗鼓颔，身不战者，遂成寒逆，宜灸之。或用大建中汤。仲景治尸厥战而栗者，刺期门、巨阙。

按，此段文字也见于王肯堂《伤寒证治准绳》、汪机《伤寒选录》，当属韩祗和佚文。

卷三《胸胁腹胀满痛》：

【纲】仲景曰：太阳病，十日已去，脉浮细而嗜卧者，外已解也。设胸满胁痛者，与小柴胡汤。脉但浮者，与麻黄汤。

【目】韩祗和曰：胸满者，胸膈间气满闷也，非心下满。胁满者，胁肋下气填胀满也，非腹中满。盖邪自表传里，必先胸胁以至心腹入胃。是以胸满多带表症，宜发汗。惟胁满或痛多带半表半里，小柴胡加枳实和之。至于胸中痰实者涌之。如胸中邪结而为实，燥渴大便闭者，大陷胸汤主之。

按，语出陶节庵《伤寒六书》卷二《伤寒家秘的本·胸胁满》，不属韩氏佚文。

【纲】仲景曰：下后，脉促，胸满者，桂枝去芍药汤主之。

太阳与阳明合病，喘而胸满者，不可下，宜麻黄汤。

【目】韩祗和曰：喘而胸满，犹带表症，不可下，与麻黄汤，或麻黄杏子甘草石膏汤。脉促，胸满而与桂枝去芍药汤者，病在于胃。芍药入营，故去之也。

按，语出陶节庵《伤寒六书》卷六《伤寒明理续论·胸胁满痛》，不属韩氏佚文。

【纲】仲景曰：发汗后，腹胀满者，厚朴生姜甘草半夏人参汤主之。

【目】韩祗和曰：腹满者，邪入太阴脾土也。常痛为里实，须下之，承气汤。时减者为里虚，当温之，理中汤。若表解内不消，非大满，犹生寒热，是邪未全入里，亦未可下。若大满大实兼有燥屎，是邪已入腑。虽得之四五日，亦可下。大抵阳邪为热，则腹满而咽干。阴邪为寒，则腹满而吐利，食不下。若已经吐下后而腹满者，治法又各不同。是又不可不知也。

按，语出陶节庵《伤寒六书》卷二《伤寒家秘的本·腹满》，不属韩氏佚文。

卷四《咳嗽》：

【纲】仲景曰：伤寒表不解，心下有水气，干呕，发热而咳。或渴，或利，或噎，或小便不利、少腹满，或喘者，小青龙汤主之。

伤寒心下有水气，咳而微喘，发热不渴，小青龙汤主之。服汤已渴者，此病去欲解也。

少阴病，腹痛，小便不利，四肢沉重疼痛，自下利者，此为有水气。其人或咳者，真武汤加五味子细辛干姜主之。

【目】韩祗和曰：前二条是由停饮而咳者也。虽皆为停饮所作，而小青龙所主，为水饮与表寒相合而咳者。真武汤所主，为水饮与里寒相合而咳者。不可不知也。夫或表寒，或里寒，协水饮则必动肺。以形寒寒饮则伤肺故也。

按，语出成无己《伤寒明理论》卷二《咳》，不属韩氏佚文。

卷四《悸》：

【纲】仲景曰：太阳病，饮水多，小便利者，必心下悸。小便少者，必苦里急也。

【目】韩祗和曰：此是停饮为悸者也。其停饮者，由水停心下，心为火而恶水，水故内停。心亦不安而为悸也。

按，语出成无己《伤寒明理论》卷二《悸》，不属韩氏佚文。

卷五《鼻衄》：

【纲】仲景曰：太阳病，脉浮紧，无汗，发热，身疼痛，八九日不解，表病仍在，当发其汗，麻黄汤主之。服药已，微除，其人发烦，目瞑，剧者必衄。衄乃解，所以然者，阳气重故也，阳盛则欲衄。阴虚则小便难。言衄为经中阳盛也。

【目】韩祗和曰：《千金翼》云：吐血有三种：一曰肺疽，二曰伤胃，三曰内衄。既吐血家谓之内衄，则鼻中出血可谓之外衄，是经络之血妄行也。经络热盛，阳气拥重，迫血妄行，上出于鼻，则为衄。

按，语出成无己《伤寒明理论》卷二《衄血》，不属韩氏佚文。

卷七《温疫·附录寒疫时疫论》：

韩祗和曰。春应温而清气折之，责邪在肝。或身热、头疼、目眩、呕吐，长幼率相似，升麻葛根汤、解肌汤、四时通用败毒散。夏应暑而寒气折之，责邪在心。或身热、头痛、腹满、自利，长幼率相似，射干汤、半夏甘桂汤。秋应凉而大热折之，责邪在肺。湿热相搏，民多病瘴喘咳，金沸草散、白虎加苍术汤。病瘴发黄，茵陈五苓散。冬应寒而大温折之，责邪在肾，宜葳蕤汤。

按，语出朱肱《类证活人书》卷六，不属韩氏佚文。

卷十《发黄》：

【纲】仲景曰：阳明病，无汗，小便不利，心中懊憹者，身必发黄。

【目】韩祗和曰：无汗，热不得越矣。小便不利，热不得降矣。故虽未经汗下，而心中懊憹也。无汗，小便不利，黄之原也。懊憹，黄之兆也。然与栀子、柏皮自解，不可用茵陈也。

按，语出柯琴《伤寒来苏集·伤寒论注》卷三《栀子豉汤证》，不属韩氏佚文。

卷十一《少阳经症·头痛》：

【纲】仲景曰：伤寒脉弦细，头痛，发热者，属少阳。少阳不可发汗，发汗则谵语。此属胃。胃和则愈，胃不和则烦而躁。

【目】韩祗和曰：少阳初受寒邪，病全在表，故头痛发热，与太阳同。

按，语出柯琴《伤寒来苏集·伤寒论注》卷三《少阳脉证》，不属韩氏佚文。

卷十四《少阴经症·少阴经脉》：

【纲】仲景曰：少阴病，脉沉细数，病为在里，不可发汗。

少阴病，脉微，不可发汗，亡阳故也。阳已虚，尺中弱涩者，复不可下之。

【目】韩祗和曰：亡阳无阳，亡与无同。无阳则其邪为阴邪。阴邪本宜下，然阳已虚，尺脉弱涩者，复不可下，宜用温矣。

按，语出喻昌《尚论篇》卷四《少阴经前篇》，不属韩氏佚文。

以下内容尚不见于其他医籍，需进一步考证。如：

卷六《盗汗》：

【纲】仲景曰：三阳合病，脉浮大，在关上，但欲睡眠，合目则汗。

【目】韩祗和曰：阳入于阴，故但欲睡眠。卫气行阴，故合目则卧。热淫于内，故卧则汗出。

卷九《吐》：

【纲】仲景曰：少阴症，饮食入口则吐，心中温温欲吐，复不能吐。始得之，手足寒，脉弦迟者，此胸中实，不可下也，当吐之。若膈上有寒饮，干呕者，不可吐也，当温之，宜四逆汤。

【目】韩祗和曰：此本少阴肾脏之病。但曰脉弦，弦犹带少阳之象。曰胸中实，胸中者阳明之分，况实则必有宿滞，故不尽从少阴温治之法。亦不可从阳明攻下之法，而用吐法也。

卷十二《呕》：

【纲】仲景曰：太阳病，过经十余日，心下温温欲吐，而胸中痛，大便反溏，腹微满，郁郁微烦，先其时极吐下者，调胃承气汤。若不尔者，不可与。但欲呕，胸中痛，微满者，此非柴胡症，以呕故知极吐下也。

【目】韩祗和曰：此条乃明先时极经吐下，中虚而胃不成实之故，以示虚虚之禁也。盖此又太阳传入少阳，不必治少阳，亦不必治阳明。但须扶正补虚，为听邪自止之法也。凡太阳病过经不解者，邪在少阳，则用小柴胡。邪在阳明、少阳之间，则用大柴胡。邪在阳明虚而有热，作烦，则用调胃承气。邪在阳明虚而无热，不作烦，则大小柴胡俱不可用，况于调胃承气。故凡太阳病后，过经不解，所当辨其邪在何经，为虚为实，以善其治者也。

曹禾《医学读书志》称于沈氏《伤寒论纲目》中读过所引韩祇和内容七条，并对《伤寒论纲目》有过评论：

《伤寒论》以本文为纲，诸家为目。分太阳为六十七门，阳明三十九门，少阳十门，太阴六门，少阴二十三门，厥阴十一门，病后症五门。序称常读伤寒百余家，又假稽氏所藏钦定《古今图书集成·艺术部》按次详读，采撷英华，拟成是编。又言条例悉本柯琴。禾案：伤寒家播乱原文，倡于方有执，删改字句始于柯琴。二人皆独抒心得，别开畦径，不傍他人门户。琴更文思俊爽，措语周详，其以方类论，实能束棼归整。金鳌无琴之才识，学琴之形似，虽以症类论，以目释纲，亦殊有理。而改补原文，几至不可句读，采集诸家，复美丑不齐，不著书名，任情窜抹，每非原书之旧，且疏忽失检，序云百家，所引止四十二家，徒为考据者所笑，盖其性尚矜夸，胸无成辙，虽获睹秘书，实未得书中旨趣。然四十二家之内，世罕行本者，若韩祇和、杨士瀛、危亦林、赵嗣真、朱㧑、虞抟、楼英、吴绶、闵芝庆、娄全善、黄仲理、张兼善，一十二家之书，藉此遂窥其底蕴。此外，世所通行，若朱肱、庞安常、苏颂、许叔微、寇宗奭、成无己、刘完素、张元素父子、李杲、王好古、朱震亨、王履、戴原礼、陶华、张介宾、缪希雍、赵献可、王肯堂、方中行、李中梓、喻昌、徐彬、柯琴、魏荔彤、程郊倩、陈士铎等，本志已详……

称沈金鳌《伤寒论纲目》"改补原文，几至不可句读，采集诸家，复美丑不齐，不著书名，任情窜抹，每非原书之旧，且疏忽失检，序云百家，所引止四十二家，徒为考据者所笑，盖其性尚矜夸，胸无成辙，虽获睹秘书，实未得书中旨趣"是言之有据的。而"四十二家之内，世罕行本者，若韩祗和、杨士瀛、危亦林、赵嗣真、朱㧑、虞抟、楼英、吴绶、闵芝庆、娄全善、黄仲理、张兼善，一十二家之书，藉此遂窥其底蕴"也是可信的。

从上述所有佚文内容看，尚不能完全排除韩祗和撰著其他医书的可能性。

此外，李时珍《本草纲目·引据古今医家书目》写明引用韩祗和的书目是《伤寒书》，而不是《伤寒微旨论》。一般而言，李氏所言当是具体书名，而不应是简称或别称。

又据《中国医籍考》认为明代医家方炯曾写过《伤寒书》，其载："《福建通志》曰：方炯，字用晦。莆田人。尝与方时举诸人，为壶山文会。精医术，时有一僧暴死，口已噤矣。炯独以为可治，乃以管吹药纳鼻中，良久吐痰数升而愈，前后活人甚多。有酬以资者，贫则却之，富则受之，以济穷乏。自号杏翁。著《杏村肘后方》《伤寒书》《脉理精微》等书传世。"可见，写《伤寒书》的还有他人，有待辨析。

如果韩祗和确实写过注释《伤寒论》的著作，则要比成无己《注解伤寒论》早五十余年。此问题尚待进一步研究。

五、学术思想探讨

《伤寒微旨论》学术思想主要有以下几个方面。

1. 论外感热病病机及分类

本书以《素问·热论》等有关理论对外感热病病机进行阐发，认为伤寒之发病由内伏之阳所致，提出了"伏阳"说。《伤寒源篇》指出：伤寒之本源"始阳气内郁结而后成热病"。认为冬至之后一阳渐生，阳气微弱，如《易》之"潜龙"不能上行，伏而不用。小寒之后、立春以前，寒毒杀厉之气大行，中于人则传于脏腑，其内伏之阳被寒毒所折，深伏于骨髓，应时不得宣畅。指出："伤寒既禀于冬，得春夏之气则欲发泄，而又因饮冷嗜欲则触起，因冲风雨则迫动，因他人病所著则外邪煦出内邪，既病之后变动不常。"故所感寒气浅者，至春伏阳发泄则其病轻，名曰温病。感寒气重者，至夏至后真阴渐发，伏阳不得停留，或遇风寒，或因饮食沐浴所伤，或遇天气炎热，骨髓郁结之伏阳为外邪所引则病证多变，名曰热病。并以王冰注释《素问·生气通天论》《素问·热论》的论述："冬寒且凝，春阳气发，寒不为释，阳怫于中，寒怫相持，故病温""寒毒薄于肌肤，阳气不得散发而内郁结，故伤寒者反为热病也"等为依据，指出"以此证之，即伤寒之病本于内伏之阳为患也"，论述了冬伤于寒，春夏所发温病、热病的病机与病名。

以上论述是在《素问·热论》"凡病伤寒而成温者，先夏至日者为病温，后夏至日者为病暑"及《伤寒论·伤寒例》引《阴阳大论》"中而即病者，名曰伤寒，不即病者，寒毒藏于肌肤，至春变为温病，至夏变为暑病"等学说基础上，对外感热病病机、病名等理论的阐发，其内容属后世新感引动伏邪的"伏气温病"。故王履《医经溯源集》称其"以温暑作伤寒立论""未悟仲景书本为即病之伤寒设也"。但本书对外感热病理论的阐发，反映了韩氏对外感热病的认识，开宋代研究《伤寒论》之先河，丰富了外感热病学的理论。

2. 首次提出伤寒传足经之说

本书认为"人身有十二经络分布上下，故手有三阳三阴，足有三阳三阴"。伤寒病传受，不传于手之三阳三阴的论述，古今未见其说。指出："（人体）禀天地阴阳气，身半以上同天之阳，身半以下同地之阴。或四时有不常之气，阳邪为病则伤于手经也，阴邪为病则伤于足经也。故冬毒之气则中于足经矣。"并引用《易经》"水流湿，火就燥"及《素问》有关"同气相求"的学说进行论述佐证。首次提出"阴邪为病则伤于足经""寒毒之气只受于足之三阳三阴"，即"伤寒传足经"的学术观点。较朱肱《类证活人书》"伤寒只传足经不传手经"观点早二十余年，对后世产生很大影响。

3. 注重平脉辨证

本书注重伤寒脉诊，认为凡治杂病以色为主，以脉为后。治伤寒以脉为先，以证为后。指出得病之后变动无常，未见于证先形于脉者。故大抵治伤寒病，见证不见脉，未可投药，见脉不见证，虽少投药亦无害。如在论述细脉时指出："其脉按之小或无力，虽阴脉先见而证未见，便可少投温药和之。何者？盖欲消阴气归于阳也。"本书在论述每一种病证及方剂的应用时均强调辨脉为先，反映了治疗外感热病注重脉象的学术思想。

本书注重辨脉之阴阳，认为关前为阳脉，关后为阴脉。"病人两手三部脉或浮或沉，关前寸脉小，关后尺脉大，曰阳虚阴盛。关前寸脉大，关后尺脉小，曰阳盛阴虚"。"关后脉小或六脉俱大，虽吐泻大热之证，不得便认为热。关后脉大或六脉俱微，虽秘结大寒之证，不可便以为寒"。指出："辨伤寒病之脉不出数种，曰浮、曰沉、曰数、曰迟、曰阴、曰阳，先识此等六脉，然后辨盛虚、审大小、察紧缓，为治病之急务。""凡治伤寒病，先辨脉之浮沉，次于浮沉中察寸尺之虚盛。"对外感热病的诊脉方法进行了论述。

4. 阐发汗、下、温三法

本书对《伤寒论》汗、下、温三法进行了深入研究并有许多发挥。

（1）论汗法。《戒桂枝汤篇》指出："治伤寒病，发表药无出仲景桂枝汤，最为古今发表药之精要。于今时之用，即十中五六变成后患。非药之过，乃医流不知其时也……立春以前，天气寒列，用桂枝汤发表，尚有鼻衄、狂躁、咽中生疮之患，甚者至于发斑、吐血、黄生，岂是药之过剂？盖人之肌体阳多，不能任其热药，况乎春之时矣？"认为汗法不宜过用辛温，况且处在宋代盛世的人物质生活富裕，阳气旺盛，"误投发表药，服之则多变成阳毒之患"，若用大热发表则必变成坏病。认为投发表药只要消除阴胜之气，不务汗多为法。"故参酌力轻而立方"，将太阳病以有汗恶风、无汗发热等分为三类，据立春以后、立秋以前节气不同各创立新方治之。

属伤寒者，立春后至清明前用调脉汤（葛根、防风、前胡、甘草、生姜），清明后至芒种前用葛根柴胡汤（葛根、柴胡、芍药、桔梗、甘草、生姜），芒种后至立秋前用人参桔梗汤（人参、桔梗、麻黄、石膏、甘草、荆芥）治疗。

属中风者，立春后至清明前用薄荷汤（薄荷、葛根、人参、甘草、防风），清明后至芒种前用防风汤（防风、桔梗、甘草、旋覆花、厚朴、姜），芒种后至立秋前用香芎汤（川芎、石膏、升麻、甘草、厚朴）治疗。

属阴盛阳虚者，若邪气在表，自汗出而恶风，脉浮数或缓，寸脉短及力小于关尺脉，宜消阴助阳。根据立春、清明、芒种、立秋不同节气分别用六物麻黄汤（麻黄、人参、甘草、葛根、苍术、枣）、七物柴胡汤（柴胡、苍术、荆芥穗、甘草、麻黄、姜、枣）、发表汤（麻黄、苍术、人参、当归、丁香皮、甘草、生姜、枣）治疗。

属阳盛阴虚者，若邪气在表，脉浮数或紧，其脉上出鱼际，寸脉力大于关尺，发热，冒闷，口燥，咽干，宜消阳助阴。根据立春、清明、芒种、立秋不同节气，三个阶段分别用人参汤（人参、石膏、柴胡、芍药、甘草、姜）、前胡汤（前胡、石膏、豆豉、桔梗、甘草、姜）、石膏汤（石膏、芍药、柴胡、升麻、黄芩、甘草、豉）治疗。

若阴阳俱有余，脉浮数或紧或缓，三部皆有力，无汗，恶风，可用药平之。根据立春、清明、芒种、立秋等不同节气，分别用解肌汤（芍药、麻黄、升麻、甘草、豉）、芍药汤（芍药、荆芥穗、石膏、甘草、姜）、知母汤（知母、麻黄、升麻、石膏、甘草、姜）治疗。

（2）论下法。本书认为世人阳气多，用下药当从至阴药投之，非仲景承气汤莫属。指出凡投下药者，本因胃中有邪热之气，故投大黄、芒硝之类以消阳邪。反对用巴豆、水银、粉霜、砒霜、甘遂等温下药。认为温下药虽能逐其胃中浊恶，但又能增其邪热，助阳为毒成坏病。故凡阳盛阴虚者主张用大小承气汤助阴消阳，潮热者主张以调胃承气汤治之。指出伤寒投下药，本不为取积及取实，只为疏解阳毒之气。邪毒在内，阳气盛者，乃可下之。当审时投下，不得务急为胜。指出："投下药者，量其脉力轻重、证之深浅，不可下之太过，若太过则病证多变。且古人立理无失下之过，但罪其下之太早及太过。"提出了攻下不宜太早太过的观点。如指出芒种以后、立秋以前，虽第二三日有可下证、可下脉，亦未可便下，直候至第四五日下之。盖天气炎盛与胃中热气相干，故第四五日投下，必不能成后患。

《可下篇》立黄芩汤（黄芩、甘草、栀子、芍药、厚朴、英粉），用于治疗"口燥，咽干而渴，时时发热，冒闷"等阴阳气俱实证，或"大汗后，依然腰痛，咽干而渴，日晡发热，颊赤，胃中冒闷，两手脉实而数"等里实热证，体现了本书"攻下不宜太早太过"的观点。反对下后急投补药，指出下法"本意用大黄等凉药疏导胃中热气"，若"热气才过，乘虚之际却投和气补药，决然变成发黄、斑出、衄血、畜血、狂走之患。"

此外，《小便大便篇》立六物泻心汤（黄连、半夏、甜葶苈、杏仁、干姜、栝楼实）、茯苓陷胸汤（茯苓、黄连、冬葵子、续随之、大黄、杏仁、半夏）等清热攻下之方，以丰富攻下之剂。

（3）论温法。本书认为仲景之四逆汤，药力太热，服之必发烦躁。故据其临床经验，另立温中汤（丁香皮、厚朴、干姜、白术、丁香枝、陈皮、葱白、荆芥）、橘皮汤（橘皮、厚朴、藿香、白术、葛根、姜）、七物理中丸（人参、生姜屑、藿香、白术、桔梗、葛根、蜜）、厚朴汤（当归、厚朴、甘草、丁香枝、干姜、细辛、人参、蜜）、白术汤（白术、半夏、当归、厚朴、生姜屑、丁香皮）、橘叶汤（橘叶、半夏、厚朴、藿香、葛根、生姜）、二苓汤（赤苓、猪苓、白术、桂枝、滑石、白豆仁、通草、丁香皮、陈皮）、羊肉汤（羊臂肉、当归、牡蛎、芍药、龙骨、桂枝、黑附子、生姜、葱白）等作为温法之方剂，根据不同病证及立春、清明、芒种、立秋等节气区别治疗。并将厚朴、橘皮、人参、白术、藿香、当归、干姜、细辛等作为消阴气温中药，为韩氏之经验之谈。

5. 治病注重气候

本书主张治外感热病应据气候不同而各立方剂治疗。无论阴阳虚实病证，均以立春后至清明前、清明后至芒种前、芒种后至立秋前等不同节气，分别立法论治。如太阳病在上述三个时期，分别以调脉汤、葛根柴胡汤、人参桔梗汤治疗。阳明病在立春后至芒种前第三四日，虽有可下证及有可下脉，也未可便投下药。盖天气阳力尚微，下之太过会变成坏病。芒种后天气转炎热，此时投下药才无患，体现了本书独特的学术思想。

韩氏据气候不同而立方治疗的方法对后世医家产生了一定影响。王好古将其归纳为"和解因时"说，并把内容载录于《阴证略例》与《医垒元戎》。明楼英《医学纲目》也载录了《可汗篇》等内容。反映了后世医家对这一学说的认可。韩氏这一学术思想主要源于《伤寒论·伤寒例》所引《阴阳大论》有关外感热病与四时节气关系的学说。

6. 论阴黄证治

黄疸一证，张仲景《伤寒论》《金匮要略》分为"瘀热""寒湿""酒疸""谷疸"等不同证型，并提出了相应的方剂。至隋代《诸病源候论》明确提出了"阴黄"概念，指出："阴黄候：阳气伏，阴气盛，热毒加之，故但身面色黄，头痛而不发热，名为阴黄。"

本书专立《阴黄证篇》论述阴黄证治。认为黄疸一证古今皆作为阳证，治之投以大黄、栀子、柏皮、黄连、茵陈之类，亦未尝得十全。指出："伤寒病发黄，本自脾弱，水来凌犯，又胃中空虚而变为黄，是与阴黄不同耳。病人始于二三日，务求汗下为胜，或服发汗温中药太过，加以厚衣盖覆，仍于阴湿不通风处坐卧，或以火劫之，变为黄病，此乃阳黄也。""病人三四日后，服下药太过，虚其脾胃，亡津液，引水浆，脾土为阴湿加之，又与暑相会，至第六七日变为黄病，此乃阴黄也。"并联系临床实践，认为与年岁气运有关，指出："每遇太阴或太阳司天岁，若下之太过，往往变成阴黄……盖因辰戌岁太阳寒水司天，寒化太过，即水来犯土，丑未岁太阴湿土司天，土气不及，即脾气虚弱，又水来凌犯，多变斯证（阴黄）也。"对阴黄的病因病机进行了探讨。

对于阴黄的治疗，在继承仲景"于寒湿中求之"学术思想的基础上，结合临床实践经验提出了六首方剂。如茵陈茯苓汤（茯苓、桂枝、猪苓、滑石、茵陈蒿），治疗阴黄"病人五六日，脉沉细微，身温四肢冷，小便不利，烦躁而渴者"；茵陈橘皮汤（橘皮、生姜、茵陈蒿、白术、半夏、茯苓），治疗阴黄"脉沉细数，身热，手足寒，喘呕，烦躁不渴者"；小茵陈汤（附子、甘草、茵陈蒿），治疗阴黄"脉沉细迟，四肢及遍身冷"；茵陈四逆汤（甘草、茵陈蒿、干姜、附子），治疗阴黄"脉沉细迟，肢体逆冷，腰以上自汗出"；茵陈附子汤（附子、干姜、茵陈蒿），治疗"病人服茵陈四逆汤，身如冷，汗出不止者"；茵陈茱萸汤（吴茱萸、木通、干姜、茵陈蒿、当归、附子），治疗"病人服附子汤，证尚未退，及脉浮者"。上述六方，茵陈为必用药物，或配以通阳散寒、利湿燥湿之品，如茵陈茯苓汤、茵陈橘皮汤，主要用于治疗阴黄表现为寒湿者；或配以回阳救逆之品，如小茵陈汤、茵陈四逆汤、茵陈附子汤，主要用于治疗阴黄表现为寒湿伴阳虚者，其中茵陈茱萸汤还配以养血活血散瘀的当归，可用于阴黄伴血虚血瘀者，为临床治疗阴黄提供了行之有效的方剂，是本书的创新成果。

7. 阐发蓄血证治

本书认为："凡治畜血证，抵当汤丸方中皆用虻虫、水蛭及桃仁之类，尽是破血药，若非此药则不能下之。今之用者往往投之太过，盖为不审其病之轻重与其人老少强弱也。"指出若病势少轻，人又老弱，宜仿抵当汤丸，用其他破血药治之亦可，能免后患。故提出了地黄汤（生地黄、生藕、虻虫、桃仁、蓝叶、水蛭、干漆、大黄）治疗蓄血轻证或年老体弱者。方中将抵当汤的虻虫、水蛭、大黄、桃仁减轻剂量，加生地黄、生藕、蓝叶、干漆等清热化瘀凉血止血之品，以防破血太过。

而对于病人年少气实血凝难下的蓄血重证，另立生漆汤（生地黄、大黄、犀角、桃仁、酒、生光漆）治疗，并附临证医案说明，亦为韩氏的经验之谈。

此外，本书还认为"治伤寒病，常调解病人小便流利及色不黄赤，最为医之大要"，立瞿麦汤等专治伤寒为小便黄赤凝滞。对于劳复表现为"发黄"的立丹砂丸治疗，胃实不甚的立丹砂散治疗，丰富了劳复证治经验。本书还主张治病随证加减用药，不能拘泥仲景方。指出《伤寒论》小青龙汤等方后有药物随证加减之变化，《素问》有《异法方宜论》不执一端治病，故当辨证论治，随证加减。根据这一观点，韩氏增补了许多方剂，补仲景之未备。

总 书 目

I

本　草

V